居家护老
心得

陈炳麟 著

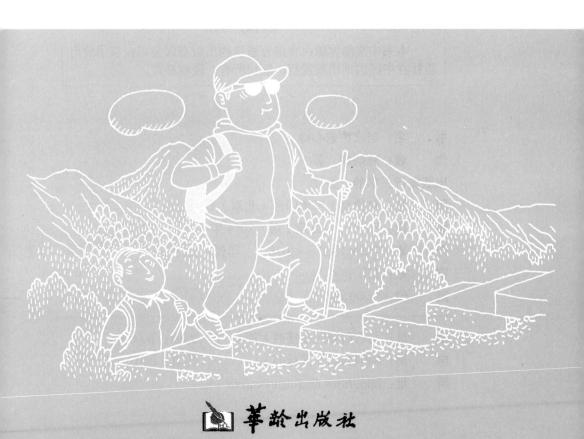

华龄出版社

责任编辑：程　扬　李英卓
责任印制：李未圻

图书在版编目（CIP）数据

居家护老心得 / 陈炳麟著 . —北京：华龄出版社，
2014 . 6

ISNB 978-7-5169-0452-7

Ⅰ.①居…　Ⅱ.①陈…　Ⅲ.①老年人—护理学　Ⅳ.
①R473

中国版本图书馆 CIP 数据核字（2014）第 105338 号

著作权合同登记号：01-2014-3615

书　　名：居家护老心得
作　　者：陈炳麟　著
出版发行：华龄出版社
印　　刷：科伦克·三莱印务（北京）有限公司
版　　次：2014 年 6 月第 1 版　2014 年 6 月第 1 次印刷
开　　本：710×1000　　1/16　　印张：10.25
字　　数：110 千字
定　　价：26.00 元

地　　址：北京西城区鼓楼西大街 41 号　邮编：100009
电　　话：84044445（发行部）　　　　　传真：84039173
网　　址：http://www.hualingpress.com

养老发展，文化先行

全国老龄工作委员会办公室副主任　吴玉韶

我国已经进入人口老龄化快速发展期，2013年老年人口总数超过2亿，2020年将达到2.43亿，2025年将突破3亿，而到了2052年将达到4.87亿，占总人口的34%。与此同时，老年群体内部结构也发生了改变：家庭小型化，独生子女家庭占主体，新一代老年人文化程度更高，经济实力更强，消费观念更新，对高品质的老年生活有更多的期待。基于此，一方面可以判断中国的老龄化程度越来越高，同时庞大的市场潜在需求也为老年产业带来新的机遇。

对于新一代的老年人来说，以阅读为主的文化性活动，有理由成为其老年生涯重要内容。此次，华龄出版社与大龙树（厦门）文化传媒有限公司联合推出"老年悦读"系列丛书，适逢其时，深谋远虑，符合市场的需要。

这套书中既有对老年人生的思考，又有老年社会应对之策，还有如何迎接老年生涯的心理与生理指导的书，内容不可谓不丰富；而书目的来源，既有中国港台地区的优秀老年图书，也有大陆作者专为老年人撰写的图书，正可谓琳琅满目，精品荟萃。

据悉，本套丛书还将更广泛地陆续引进世界各国优秀的、关于老年研究方面的学术著作，相信这套丛书能够成为中国权威的促进老年事业发展的扛鼎之作，成为老年人认可的"品牌书"。

以我多年对老龄问题的研究经验来看，做老年产业，并想取得一定的成绩，一定要冷静、理性、科学地对待，要细化市场，要真正研究老年人市场和真正的需求，只有真正地抓住老年人的心，才有可能赢得市场的认可。

我们每一个人都会老，都要度过老年生涯，而且老这个问题对于每个人来说永远都是一个新的课题，要想安享晚年，丰富多彩的精神文化生活是非常必要的，所以养老产业的发展，需要文化先行。对于全社会来说，也要先认识真实的老年生活状态，然后才能思考我们如何应对老龄化问题，继而努力达到"老吾老以及人之老"的理想社会。

老年人生活经验丰富，其中不乏学识渊博的人才，为他们出书更需要高瞻远瞩的目光、小心求证的态度、直抵人心的内容、顺畅平和的表达，还要有悦目的装帧、符合老年人生理特点的设计形式等等。这些，都在这套书的策划理念中有了体现和尝试。当然，可能还有不到之处，需要今后不断地进行调整。

这套书不仅仅是给老年人看的，中年人也要为步入老年有所准备，因为有一天我们也会变老。"居安思危""有备无患"嘛！

毋庸置疑，每个老年人都非常希望安排好自己的晚年生活。我相信，你们一定可以在这套书中找到满意的答案！

直接、简单、易明的
安老服务心得

　　近年，香港长者的人口不断上升。根据统计，预计至 2031 年，65 岁或以上的长者达 240 万人，即每四名市民便有一名是长者。而随着人口逐渐老化，照顾年长的家人便成了不少香港人的责任，因此长者安居护理的知识已是不少香港人的必修课之一。

　　陈炳麟先生于过往三十多年来，一直于安老服务界作出不少的贡献，在本书中，更综合了其多年对安老服务的心得，以直接、简单、易明的表达手法，配以实际的例子，让读者，特别是长者及护老者，对长者的日常安居、心理调适及疾病治理等各方面有深入的了解和认识。本人除恭贺作者之余，亦极力推荐本书予广大市民以作参考之用。

周爱华博士

香港城市大学应用社会科学系

助理教授

各界推荐

认识陈炳麟先生已经超过三十年了，主要的工作接触是在圣雅各布福群会出版《松柏之声》时候的共同工作，陈先生于长者健康刊物方面经验老到，除了出版外，他亦筹办众多普及健康教育服务，又协助推展长者小区照顾服务及后顾无忧服务。通过以上相关工作，陈先生在长者生活健康及照顾方面有丰富的心得。今次能以过往的经验结集成书，是长者及护老者必不可少的宝库。

梁万福医生(香港老年学会会长)

很多人愿意耐心学习照顾幼儿或小童的专门知识，但对于照顾长者，却以为只靠"天才波"便可，此书汇集各方专家的心得，正好提醒我们，关爱长者也要讲究技巧，才能达致贴心窝心。我推荐此书。

卢觉麟(AM730社长兼总编辑)

家有一老如有一宝，平日凡有家居问题，必向家中长者请教，问题迎刃而解。可是，当长者年事日增，倒过来要接受照料，我登时也会不知所措。幸好，心事细如尘、老友记的爱心天使陈炳麟把积聚多年的居家护老心得结集成书，有关照顾长者的问题一应俱全，太好了！

此书正是我和家中长者的福星！

车淑梅(资深传媒工作者)

认识陈炳麟先生是为长者节目做资料搜集。各路人马，由医生、护士、治疗师，他都认识，为人更是极为热诚，事事亲力亲为。今次超荣幸见到他的《居家护老心得》一书，除在内容方面为护老的衣食住行细心地提供了实用信息，图文并茂令用家更易掌握应用外，他本人对长者的关顾态度，也是绝对的亮点。

潘芳芳(演员、电视节目主持人)

抛砖引玉之作

家是我们的成长地。在年幼时，无论我们是否健康、将来是否富贵、资质是否聪慧等，父母都在衣食住行与学习上，悉心尽力照料我们，使我们健康成长。

家是我们的庇护地。在我们失意与挫败时，家让我们休养生息并给予我们鼓励，助我们再踏人生路。

现在父母已进入高龄，无论他们是否富贵、是否为有识之士、是否体弱多病等，我们如何能让他们颐养天年、承担起居家护老的责任义务呢？

笔者自社工课程毕业后，从事安老服务有35年。由一线接触老弱长者，运用资助服务、发掘社会关怀力量，至推行各方面的小区教育，如主编长者专刊《松柏之声》月刊、主持不同范围的讲座及发动传媒采访报道等；除主要从事社会服务外，更基于以长者的"全人需要"为职责，全力运用教育手法，结合医疗护理与药物专业人士的参与，创设多项社福服务，务使长者可得到"全方位"的家居生活护理和照顾。

在三十多年的工作过程中，笔者有幸接触到各界专业人士，在他们无私的指导下，学懂侍奉长者居家生活之道。本人退休在即，不愿将多年所学及领会随"身退职场"而消逝，无望再发挥作用，故斗胆将之编写整理成书，盼可尽最后力量，为长者及护老者献力。

　　所谓"树欲静而风不止、子欲养而亲不待"。我们在及时孝养父母之余，还要体贴他们。此书从长者的起居生活需要为伊始，盼与大家分享，以令他们居家安老，颐养天年。饮水思源，勿因一时错失，平添皋鱼之泣。①

陈炳麟

---

① 皋鱼之泣：皋鱼是春秋战国时代著名孝子。因为周游列国到处阅历，错失了侍奉双亲的时机，以致最后站在路边悔疚哭泣而死。"树欲静而风不止，子欲养而亲不待"两句即出自其口。

目 录

健体篇

祛病篇

"生老病死"，是人生必经阶段。也是人人都关心的经历。"生"、"死"有宗教家、哲学家为我们寻求答案，解决所需。"病"，是医学界一直孜孜不息去钻研的课题。参与以这三个切入点作人生研究课题的人越来越多，越来越踊跃。惟独"老"这一课题，情况似乎背道而驰。

由于科技进步、人寿日增，文明社会人口老化的现象日趋严重，偏偏能够投放在解决这个社会问题的人力、物力却相对少之又少。这个现象令医疗界、社工界，乃至年老长者的家人为之担心，但却又偏偏人人自顾不暇。似乎有无能为力之叹。

看来是时候提醒大家了：在自己老化之前须"自求多福"，要自己寻求解决之道。本书作者陈炳麟先生就是一个工作多年的社工，书内资料是作者三十多年来请教各方面的专业人士，再经自己验证的心得。数据来源包括医疗界、社工界、长者家属及长者自己。经过在各传媒的专栏内发表后，还经读者中的有识之士响应、纠正，最后结集成书，是一部值得信赖的养老、护老参考书。

本书重点提供了养老、护老的各项参考信息。读者翻阅时，除按照书页顺序阅读，还可以从目录中选取感兴趣的章节，先睹为快。因此某些内容会在不同篇章中重复出现，以作出配合护老课题的适当提醒，务令读者掌握居家护老心得，达致无微不至的关爱之道。以此也真正道出护老原来非常简单，无需特别的方法，只需平时于生活细节上稍加留意，便可令长者活得愉快、温馨。

本书共分三大篇："乐活篇"、"健体篇"和"祛病篇"。"乐活篇"涉及长者家居生活的护理，分别述及"衣"、"食"、"住"、"行"四大生活课题，以及关于"心"理调适的内容，让读者充分了解长者容易出现的生活和心理问题，并掌握相应的护理方法。"健体篇"介绍了长者参加运动的一些特点，使长者可以注意配合各项细节，自助自强，延年益寿。"祛病篇"重点描述一些常见于长者身上的疾病并提出护理信息，帮助有心人士获得相关的参考资料。

全书内容共分两大类，一类是正常篇章，其中指出某些护老常识的谬误，讲解个中道理，并提出正确心得。而另一类则是零散在各篇章之间的由陈炳麟先生提供的健康小锦囊。小锦囊重点提出了实务"到位"的参考信息，省去了说理部分。因此读者会逐渐把有关护老心得"内化"并融入到自己的意识和行动中，成为一个关爱长者需要的重实践的护老者。

乐活篇

文明社会人口老化的现象日趋严重，养老护老的问题是医疗界、社工界，以及长者自己和家人的关注焦点。本篇含"衣"、"食"、"住"、"行"、"心"五章，每章各有值得深入探讨的内容，分别述及长者居家护理的五大课题，解答和分析了长者在日常生活中容易出现的各类生活和心理问题，并给出了相应的实用建议和护理心得。

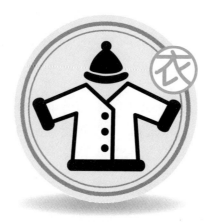

嘘寒问暖最贴心

　　一个人生活内容的好坏，通常从"衣"起。许多人本着"人要衣装，佛要金装"的原则，认为衣着犹如人的脸面，要给别人良好的第一印象，衣着的讲究自不可少。其实这个问题不能本末倒置，衣服的最主要功能还是蔽体御寒，这方面的护老学问要认真对待才行。

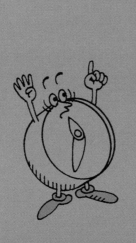
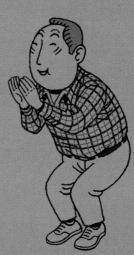

裤带系得太紧坏处多

很多长者在穿衣裤时，为了穿着好看、体面，总是喜欢把裤带系得紧紧的，却不知这样做会有损健康。

对身体虚弱的长者来说，若裤带长期勒得太紧，会压迫腹腔中的血管，有碍血液的正常流通，令身体不适。

此外，肛门周围的血管较多，若长者的裤带系得太紧，导致腹压增高，从而使得肛门附近充血过多，造成围肛门那一圈长出许多隆起的小红疙瘩。若长者的裤带不稍微放松，时间一久，便会形成痔疮。

将腰带系得过紧，还会令肠子对肛门造成的压力增大。压迫时间一久，紧挨肛门的那一段直肠，便会在长者排便时被推出肛门外，形成脱肛症。此外，若腰带长期系得太紧，也会造成小肠疝，引发消化不良等问题。

选购适合的鞋

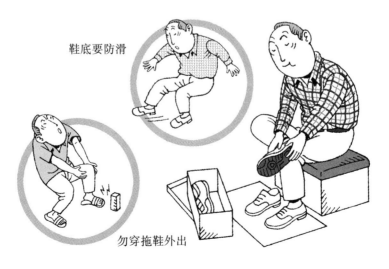

鞋底要防滑

勿穿拖鞋外出

在日常照顾长者的生活中，替长者选购合适的鞋子，至关重要。若鞋子不合脚，长者很容易出现鸡眼、水泡、厚茧等症状，严重的还会令脚趾变形，导致行动不便。

选鞋要诀

忌尖头鞋	鞋头要圆而阔，让长者的脚趾与鞋头相距约1.5厘米，以便让脚趾有足够的空间紧贴鞋子。
鞋垫要有弹性	为了不让长者的脚面受压，要选择带有柔软的、有弹性的软垫的鞋。而且，鞋舌与鞋枕的接驳位要平滑，不可以有硬块或线头。鞋踭勿超过一寸，以便长者可平稳地走动。
鞋底要防滑	为了减少长者跌倒的机会，宜选择底部防滑的鞋。而且，鞋底的后面要硬，鞋头要阔。
勿选购胶鞋及人造皮鞋	鞋身应选择可透气的皮革，以软皮面、厚胶底为佳。勿选用松紧带。应穿鞋带可随意调节松紧的皮鞋。
松紧要适度	长者有脚患时，勿穿过紧或过细的鞋，以免进一步影响血液循环。
避免穿凉鞋或拖鞋外出	勿轻易穿凉鞋或拖鞋外出，以免因缺鞋头保护而使脚部受到伤害。
购鞋宜在黄昏时	购鞋的时间应在黄昏。因为经一天活动后，脚的尺码会略微增大，长者穿着这样大小的鞋子会更适合。切忌因一时偷懒，而凭鞋码买鞋，这样很容易买错鞋子。

御寒要诀

及早做好御寒措施

冬季来临，气温降低，长者很可能因受冷而患上流行性感冒，导致身体抵抗力削弱，或引发其他的并发症，如支气管炎、肺炎。因此，长者需要及早做好御寒措施。

衣服穿羊棉，多层又轻便

多穿羊毛衣或棉衣，少穿纤维质衣服，因羊毛、棉质衣料较纤维质料保温。穿多层轻身的衣服较一两件厚重的衣服更具御寒效用。由于长者的手及足部在冬季最易冷冰冰，选厚的羊毛袜和手套，可使四肢温暖。在气温下降时，让长者戴一顶帽子，更有助于保温。当然，冬日长者穿衣服或鞋袜时，勿穿着过紧，以免阻碍四肢的活动和血液循环。

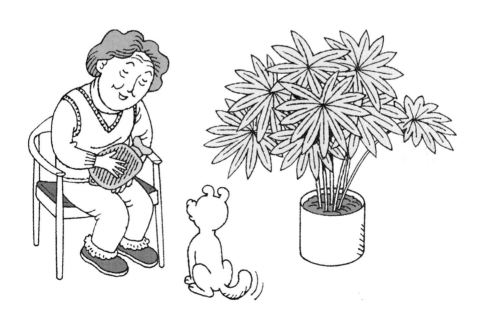

保暖袋

此外，选择保暖袋来御寒取暖，也不失为一个好方法，长者可将保暖袋放在脚踝、小腿内侧的动脉上，以使热气散发至全身。当然，勿让保暖袋太热，以免灼伤皮肤。也可将保暖袋放在臀部两块股肉上近腰部的位置，因为此处与穴道相通，可将暖气流至脚尖，使脚也暖和起来。如将保暖袋放在大腿关节的地方，可令整条腿都感到暖和，尤其对脚部血液运行不佳的长者而言，此方法最为有效。

蜷缩御寒，无助保温

很多长者在酷冷严冬时，都喜欢蜷缩在温暖的被窝里，或是在寒风凛冽的早晨，身体蜷缩成一团以抵御寒冷。其实，这些做法都无助于保温，反而会大大刺激交感神经，令血液运行更差，使得脚尖变得更加冰冷。因此，长者在被窝里应伸直身体，让体温散发，暖和被窝。在寒风呼呼吹着的时候，也应挺起胸膛走路，使血液流通，暖和身体。

餐食小锦囊

- 长者应穿着足够的衣物。外出时，应添加多件足够御寒的衣物，并戴上帽子。
- 长者要吃得温饱。寒冬时，多预备较暖的食物，如热汤、热粥、热牛奶等。
- 长者独居时，家人应每天致电问候，关心其身体近况，若长者身体虚弱或长期患病时，应及早替他安装"平安钟"。
- 若长者睡觉前仍觉寒冷，应先暖热身体后再上床，如觉口干可饮些温水。平时，长者可多做运动，以增强体质。

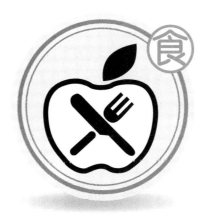

饮食均衡味要匀

随着年纪增长，由于身体内分泌的变化，长者数十年的惯常口味也会发生改变，通常倾向于清淡。以下是常出于长者口中的话。要改变长者本身的无奈，又不使护老者无所适从，这是提升长者饮食素质的重要一环。

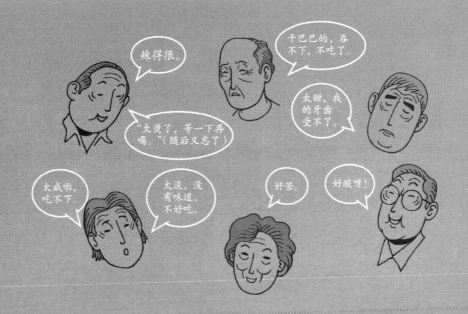

口味逐渐变清淡

人体天生有一种能力，会自然发出指示讯号，使人随着年龄的增长和体力的消耗而调整饮食习惯。专家指出，长者的饮食口味偏好，会随着生理功能退化而逐渐转为清淡，不像年轻人那么偏爱高脂肪和高胆固醇食物。之所以会这样，是因为长者身体的新陈代谢速度已显著放缓，而且体能活动减少，消耗的能量也减少，身体会自动避免摄取过多热量。

因此，为了配合长者这种饮食口味的改变，应该选择一些清淡、高纤维的蔬果食物。但是另一方面，由于长者活动量减少、吃得也较少，食物转成较为清淡后，更应该注意饮食营养均衡的重要性，尤其是注意钙、铁、锌等矿物质，以及维生素B和维生素E的摄取。

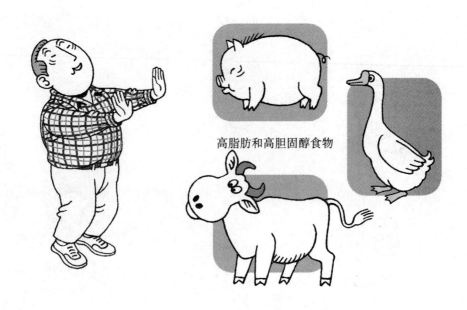

高脂肪和高胆固醇食物

让长者食得有味

"食而无味"会令长者失去人生乐趣，因此必须好好照顾。

可供参考的三个主要原则

选用天然调味材料

长者味觉神经细胞退化，对食物的味觉及进食兴趣也渐渐降低，因而在备膳时可多选用天然调味料，如姜、葱、蒜、胡椒粉等增加菜的味道。同时，长者不宜进食腌制、加工及高调味料的食物。另一方面，味道太浓、太甜及太咸的食物，长者也不宜进食。长者若能戒掉吸烟的习惯，可以有助于保持口腔卫生，增加对食物味觉的感应。

多喝水

长者唾涎分泌减少，口腔会变得异常干燥，因此长者应多喝水，吃一些较湿润的食物；如粥、瓜果等，如能配以肉汁或清汤，则更为适合。每次进食前，长者可以先喝点汤水，以湿润口腔，或进食些酸瓜等，这些方法都可以促进长者唾涎的分泌，让长者胃口大开。

优选高纤维食物

适量进食高纤维食物，可帮助长者预防多种疾病和身体慢性失调，有利于肠道畅通、促进消化液的分泌，增加肠道内有益细菌的活动，减少肠道中食物渣滓停留的时间，进而间接减低有害的致癌物质积聚。此外，纤维素还可帮助长者稳定血糖和控制糖尿病，降低血液中的胆固醇水平，因而可帮助长者预防心脏病。

蔬菜是人体所需纤维素的主要来源。成年人每天应该摄取20~30克的纤维素，倘若来源只是蔬菜时，约等于两碗蔬菜的分量（重约半斤）。除蔬菜含丰富纤维素外，谷类食物如面包、红米、燕麦片，根茎类如马铃薯、番薯，豆类如青豆、扁豆、红豆，菇藻类如草菇、冬菇、银耳、发菜，水果类如橙、西柚、梅，以及其他食物如栗子、腰果及花生等，均含丰富的纤维素。

事实上，高纤维食物不仅适合长者的膳食需要，也符合长者全家大小的膳食要求，可维护全家的饮食均衡及健康。

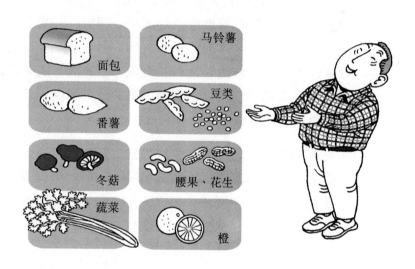

餐食小锦囊

- 要食得健康，就应将高脂食物变为低脂；
- 肉汁面条改为茄汁面条，可以减少热量100卡；
- 牛油煎蛋改为少量植物油煎蛋，可减少热量100卡；
- 糖浆或果酱煎饼改成轻抹糖浆或果酱，少用油，可减少热量100卡；
- 干酪烤薯仔改为酸奶油烤薯仔，可减少热量350卡；
- 烤童子鸡若改为炉条烤无皮童子鸡，可减少热量250卡；
- 一块100克的肥肉改为同等重量的瘦肉，可减少热量250卡。

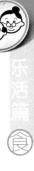

食材要留意

在早、午、晚餐及餐间小食的食材方面，也应该留意。

早餐

- 选用全麦及高纤维面包代替白面包；
- 用红米代替部分白米煲粥，或以麦皮代替粥；
- 选吃即食谷类早餐加粟米片加奶，再配搭生果。

午餐、晚餐

- 用红米或糙米代替部分白米煮饭；
- 多选瓜菜和豆类食物作下饭菜（每天至少吃6两）；
- 多选用高纤维配菜，如金针菇、银耳、发菜等；
- 煲豆汤并吃汤渣。

餐间小食

- 以全麦面包及高纤维饼干代替各式酥饼；
- 以瓜菜及水果作小食，如青瓜、苹果、香蕉等。

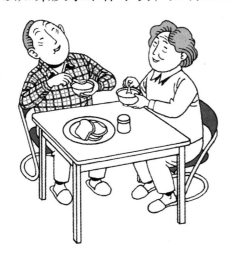

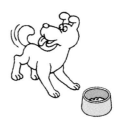

牙齿健康勿忽略

有些长者的牙齿已经松动或脱落，从而造成吃饭时吞咽困难，容易引发消化方面的疾病。因此，在为长者选择食物时，应选择那些软硬适中的，并且将食物剪碎、搅烂、煮"稔"，以助进食。更重要的是，长者还需定期到医院检查牙齿，并且配戴适合的假牙。

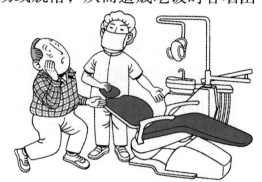

少食多餐

随着身体的老化，唾液、胃液、消化酶等分泌会减少，加上肠胃的蠕动减弱，长者可能容易产生胃胀、恶心、嗳气等毛病。因此，在饮食上，长者应该采用少食多餐的方式，此外太难消化及太硬、煎炸、肥腻、太咸、太酸、太甜、太辣、太浓、含咖啡因及酒精的食物与饮料，长者都不宜进食。同时，长者可在吃完饭半小时后去散步，以帮助消化。

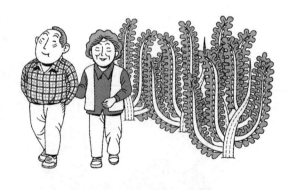

饮食安全问题

　　酷热天气，细菌容易滋生，虚弱的长者倘若吃了不清洁的食物，便会引起食物中毒。因此只有加倍关注食物卫生方面的问题，方可保障长者的健康。以下是必须注意的饮食安全问题。

选购
食物

切勿因价廉而选购霉烂、有异味或变色的食物。鼓起、凹陷或生锈的罐头，也不宜选购。此外，散发异味的食物，大多受到污染，不宜选购。

清洗
食物

买来食物，必须进行彻底清洗，尤其是蔬菜，需要至少浸于水中 1 小时，以清除残余农药。肉类食品不要在室温下放得太久，以免变质或受到细菌污染，应尽快储存或烹煮。碗碟、容器及其他煮食用具必须保持清洁。切过生肉的砧板和刀要洗干净后，才可以切熟肉和蔬菜。此外，砧板还必须保持清洁和干爽，以免细菌滋生。

烹煮
食物

生水必须煮沸后才可饮用。蒸鱼前必须去净鱼的内脏，并在沸水上蒸最少 10 分钟，切勿放在饭上面蒸鱼。食物须彻底煮熟后，方可让长者进食。煮虾及滚鱼片最少也要 5 分钟。

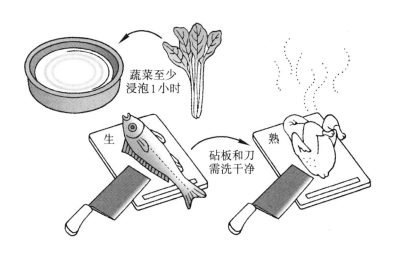

蔬菜至少
浸泡1小时

生

熟

砧板和刀
需洗干净

谨慎提防鲠喉

密切留意长者进食

随着身体的老化，在身体功能衰退的情况下，长者喉部的肌肉会不能控制自如。再加上视力下降，常常未看清食物，便已放进口中，从而经常导致鲠喉的惨剧发生。

长者进食时，家人和护理人员应密切留意长者进食时的情况，倘若发觉长者有喉咙梗塞、呼吸困难及脸色突变时，应立即拍打长者背部，让其将鲠喉中食物吐出，并急召救护车送医院急救。

注重就餐细节

要避免因不慎引起的悲剧，就应注意以下细节。

忌饮水食饭	很多人均有一种错觉，以为一边食饭一边饮水会有助进食，其实这样反而对健康构成了威胁。因为，未细嚼的食物容易随水吞下，卡在喉咙造成危险。长者应避免进食大块或较硬食物，而应多进食糊状的粥或软饭。
食不语	为安全起见，在"食不语、寝不言"的古训教导下，长者在进食时，家人或护理者不能过多与他们说话，以免分散他们的注意力，而让食物阻塞着气管，导致呼吸道阻塞甚至发生窒息。
慎尝黏性食品	年糕、糯米等食品，带有黏性，长者在嚼碎、吞食上会有困难，因此不宜过多进食。事实上，每年年尾时分，长者因尝汤圆应节，而导致鲠喉窒息昏迷，送医院急救或因此而死亡的事例时有耳闻。如果想让长者既不失去一尝美味汤圆的机会，又不会给健康带来隐患，那么在为长者预备这些美食时，可以将汤圆粒做得小一点，每次给的分量不要太多，也可用食用剪刀将汤圆剪碎。

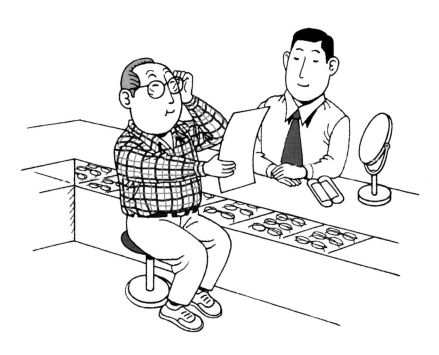

配戴适合的眼镜是避免进食时误吞骨刺的办法之一

预防鲠喉小锦囊

- 牙齿已脱落的长者，应立刻配戴合适的假牙。视力较差的长者，应配戴合适的眼镜。
- 遇有多骨的鱼类食物时，宜先去骨，方可让长者进食。肉类食物可切成小块，去骨后再让长者享用。
- 长者进食柔软或黏性食物时，如汤圆、软糖等，须将之切成小粒，以免因太柔软或黏性太强而难以咽下。
- 长者经常有鲠骨、哽咽的现象发生时，可能是某类疾患的先兆。应及早去医院求诊，找出原因，尽早治疗。

为长者喂食要小心

患中风、脑血管疾病、帕金森症、老人痴呆症（脑退化症）等症状的长者，饮食常常难以自理，需要家人和护理人员进行喂食。

此类长者进食往往比较慢，用餐时间也会比一般长者要长。进食时，这些长者很多还会发生呛咳，导致食物从鼻孔里流出来。如发现长者在吞下食物后，说话时喉头有"咕噜咕噜"的水声，则表示还有食物鲠在长者气管处，护理者必须细心观察此类隐形陷阱，以防因此而引发其他疾病，如肺炎、发烧、咳嗽、气喘等。

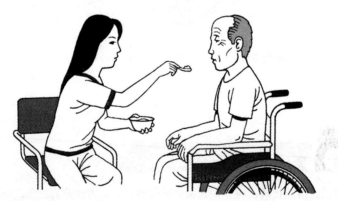

 喂食小锦囊

- 在为长者喂食时，必须使用较细小的匙羹，以便控制分量和速度。
- 长者进食时，应减少周围环境对他的骚扰。让其坐直身体，保持正确进食姿势。
- 长者进食时，护理人员不要催促他们，以便让他有较长时间咀嚼及吞咽。
- 预备浓稠适宜的食物可帮助刺激长者的吞咽反射动作。因此，护理者应把固体食物切细并煮烂，从而减少食物梗塞的危险。

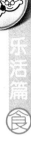
饮食宜与忌

下面谈及有关饮食宜忌的小知识，对长者非常有用，希望有心养老、护老人士注意。

不吃早餐记忆力会变差

据英国韦尔斯大学研究指出，人们不吃早餐的那个早上，情绪会较吃早餐的人低落，而记忆力也较差。长远来说，如果长者不吃早餐会引来一些不良后果，如出于"顶肚"的需求，长者往往会在下一餐时吃得更多。在饥饿难耐时，长者往往会吃下一些含高脂肪的食品，身体就会摄取更多的高脂肪和胆固醇，从而日渐破坏健康和记忆力。

空腹晨练易发生脑血栓

还有很多长者每天早晨起床梳洗后，便立刻出外晨练。但据医学界人士指出，这样做很容易引起长者缺血性中风。

人在睡眠时，因呼吸，排尿及显性或不显性出汗而失去大量水分，若不吃早餐可能使血小板聚集性增加，血液浓度增大，血液在血管中流动缓慢。倘若长者还患有动脉粥样硬化等疾病，空腹晨练很可能引起长者中枢调节紊乱，耗氧量增加，使血液呈现高凝状态，从而造成脑部血管闭塞，发生脑血栓。

所以，每次晨练前，长者应先吃早餐，以防以上问题发生，同时还可增强体力，以应对随后的运动消耗。

晚餐不可太晚

长者若晚饭吃得太迟，食物尚未完全消化就匆匆上床，此

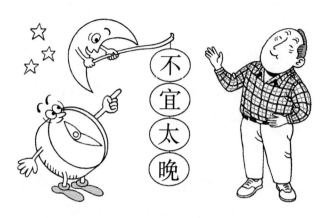

时虽可入睡，但肠胃仍要"加夜班"努力工作，这时难免会引起消化不良的恶果，而且也会削弱肠胃的功能，影响养分的摄取。

饱肚上床有碍健康

心脏病、高血压、糖尿病、痛风等疾病，都可能因进餐太晚而频繁发作。我国家庭晚膳多较为丰盛，大量蛋白质、脂肪会使餐后血脂、血黏度、血糖等指标骤然升高，加上长者入睡后，血液流通会变得较慢，血栓塞的机会便很容易随之产生。

饭后即上床，可能还会诱发结石。因为当人入睡后，本可及时排出的尿液会滞留在膀胱中，久而久之，随着含钙量的不断增加，便会形成结石。

另一弊端是饱肚上床还会令长者整晚要不断起床如厕，从而使其不能安宁入睡。当然，整晚饱着肚，长者估计也难以安睡，睡眠不好，第二天精神不振，日间的正常活动也就会受到影响。

冷天须及时补充热量

天气寒冷时，体弱的长者在低温下必须要靠进食及穿足够的衣物来维持体温。当长者"饥寒交迫"时，未能及时进食，则可能会使身体失去抗寒能力；尤其是患有糖尿病的长者，很可能引来低温症,并因血糖过低而昏倒。

故护理人员应定时按量为长者提供热食,如热汤、热饭或面包等食物,以助体弱及多病长者补充体力,以免因挨饿太久,而引发疾病。

合理掌握食盐量

食盐的化学名是氯化钠(NaCl),人体摄取食盐有助于吸收钠元素。适量的钠能平衡体内的水分及血压,促进神经传递机能。成年人每日只需约500毫克的钠,便能维持身体功能的正常运作。摄取食盐应适量,过量摄取食盐将会对身体造成危害,如易引发高血压、肾病、心脏病、血管闭塞、风湿性关节炎、皮肤粗糙、头发脱落、体重增加等问题。因此,成年人每日只可摄取6克以下(约1茶匙)盐的分量。

由于生理衰退,在味觉灵敏度减低的情况下,长者可能会在不知不觉中摄取过多的盐分。因此,护理人员在为长者准备食物时,应该合理掌握食盐量。长者若能长期采用低盐饮食,不但有助于食物养分的吸收,而且还可以预防或避免以上问题的发生或恶化,从而得以享受一个快乐的晚年。

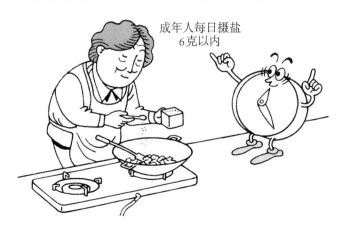

成年人每日摄盐
6克以内

油吃多少因人而异

事实上，油吃多少才好并不能一概而论，要视每位长者的健康、所处环境与气候而定。

在寒冷的季节，长者的身体需较多的热量以御寒，当然应多吃点油；而身体较弱，皮肤干燥，脱发或头发缺乏光泽并容易折断的长者，也需要多吃点油。但是，在炎热的季节里，长者食欲较差，加上因流汗而多饮水，消化功能也会减低，此时若进食过多的油腻食物，将会很难消化。因此，在炎热的夏季，少油饮食对长者而言，最为适宜。

另一方面，如果长者有以下症状时，也应选择少油饮食：患肝胆疾病的长者，由于胆汁分泌减少或不平衡，脂肪不易被消化，所以应戒含油量高的食物；患急性肠胃炎、腹泻的长者，由于胃肠功能紊乱，油还是少沾为佳。患有动脉硬化及冠心病的长者，也不宜摄取油腻食物，尤其避免进食肥肉和动物油。

无论如何，油虽然为人体所必需，但切勿进食过量，如果长者经常进食肥腻及含脂肪高的食物，不但容易发胖，而且还会引起血压及心脏方面的问题。

✚ 清淡饮食小锦囊

- 选择低钠盐或低盐豉油，1茶匙的低钠盐含有780毫克钠，而1茶匙普通食盐，则含2400毫克钠。
- 尽量减少进食已加入大量盐分、含钠量高的食品，如罐头、烧腊、腌制食品及即食食品等，注意食物的配搭及选用低盐调味制品。
- 用新鲜食品的天然味道作巧妙配搭，以减少使用调味料。
- 多食菇类，海带、紫菜等含盐量低的藻类食品，以烹调清淡菜肴。

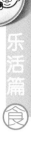
多食蔬菜少吃肉

不爱吃生果、蔬菜及谷类食品，而爱吃各类肉食的长者，更有可能患上癌症。

食素可防癌

据调查发现，人们多吃肉类或某些鱼类（如吞拿鱼、鲑鱼、鲤鱼、大眼鲷鱼等，都含有很高脂肪），将增加患结肠癌、前列腺癌及乳腺癌的危险。医学界也早已证实，当人的胃部消化肉类及奶类制品时，会产生一种名为"高同型半胱氨酸"的氨基酸，若这类物质在人体内积聚过多，便会引起血管内壁功能障碍，导致血管硬化，最后引发中风或心脏病。

美国癌症研究中心及世界癌病研究基金曾连手对 4500 宗个案进行调查，结果发现多食素有助于预防癌病。多吃生果、蔬菜至少有两个作用：

- 蔬菜中含有的维生素C可以中和某些致癌物质；
- 利通大便，可排出直肠中的毒素，预防直肠癌。

另外，菠菜、青萝卜、青豆类等绿色蔬菜含菜酸量极高，有助降低体内导致血管收缩的有害氨基酸，促进血液循环，有效预防心脏病及中风。

离纤维蔬果

长者最理想的食谱是，每餐均以生果、蔬菜为主，这样便可以减少 20% 的患癌机会。专家也建议长者应多进食含纤维的食品，如未去麸的五谷食物（包括红米、全麦面包等），这类食品可帮助人体增加排便量，加速排泄物在肠内通过。此外长者还须培养每日如厕的习惯，维持身体的正常调节功能。

一些流行病学的研究发现，排便量较大的人，患上结肠癌的机率较排便量少的人低。而美国波士顿塔夫茨大学的学者也证实，含高纤维的蔬果及全麦食物，也有助于降低患乳腺癌的机率。

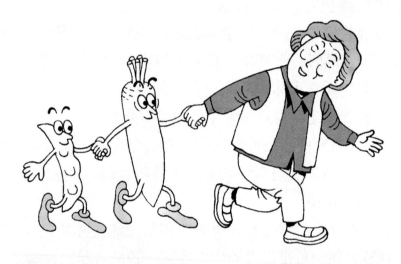

烹调小锦囊

- 烹制低脂肪食品。
- 多吃不含胆固醇及低饱和脂肪酸的油脂类食品。选购瘦肉和鱼类，避免长者进食午餐肉、香肠、腩肉、排骨、肉皮、肠、腊味等。
- 烹调肉类前须切去肥肉和皮。骨头汤含大量脂肪，煲汤宜用瘦肉、蔬菜、瓜类作汤料。食用时，须撇去汤汁上的油。
- 烹调可采用蒸、烤、焗、白灼或卤水来代替煎炸。选用植物油，但分量要每天不超过6茶匙。煮菜时要三少，即少油、少水及少时间。
- 减少长者外出就餐的机会，以免摄入过多脂肪。

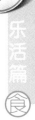

五类食品宜少食

随着年龄的增长，长者的体能日渐衰退，小心饮食可以有助长者延年益寿，确保健康。以下是长者不宜多食的五类食品：

油炸食品　长者味觉多会退化，变得迟钝，故许多长者都喜欢进食香浓美味的油炸食品，如春卷、炸鸡等。可惜这些食品脂肪含量过高，容易导致脂肪积聚而发胖，而且也不容易消化，容易引来消化不良等问题，甚至还可能引发胆、胰脏等疾病。

腌制食品　腌制类食品，如咸鱼、腊肠及腊肉，均含盐量过高，而缺乏维生素，加上加工过程中可能受到细菌感染，长者进食不但难以消化，而且容易引起肠胃疾病。

甜品糖果　长者倘若喜欢吃糖分过高的食物，如朱古力、雪糕等，不但对健康无助，而且倘若长者患有动脉硬化及糖尿病等疾病时，摄取甜食，将对健康造成极为不利的影响。

冻饮　长者倘若贪一时口福，于夏日饮用冰凉饮品，定会导致胃液分泌下降，失去进食胃口，而且也会引来肠胃病，甚至引发心绞痛及心肌梗死。

动物内脏　许多长者一味地认为动物的内脏，如脑、肝、肾等营养丰富，是补身益寿的佳品，但是却忽略了这类食物通常含过高的胆固醇，长者食用将会导致血液中的胆固醇增高，而对患有动脉硬化、冠心病、糖尿病及尿酸过多的长者而言，其危害性将更大。

两类食品莫舍弃

不要拒绝吃"苦"，即苦瓜、杏及野菜等苦味食品。研究发现，这类苦味食品包含丰富的维生素B_{12}，因其主要成分中的氢化物对正常细胞无破坏作用，但对癌细胞有强大杀伤力，使之发生代谢障碍而"自杀"死亡。

不要怕吃"酸"味的水果，这些水果含维生素C，有抗癌作用。酸奶和酸菜中的乳酸菌能抑制大肠内腐败菌类的繁殖，减少毒素的产生，并吞噬致癌物质，能有效地把糖分解为乳酸，防止结肠癌、直肠癌等恶疾。

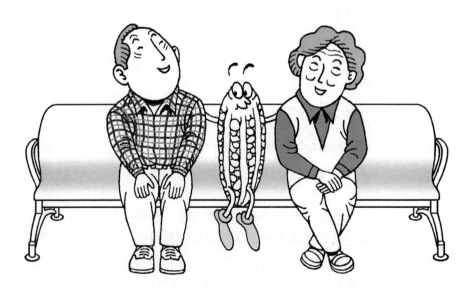

不要拒绝吃"苦"

喝水也有大学问

长者普遍存在饮水不足的问题，一是因为日常生活缺乏饮水意识，二是害怕频繁如厕，给生活带来不便。长期饮水不足会影响健康，因为水分除可解渴外，也有调节体温、输送养分、维持新陈代谢及排泄的作用。倘若长者长期缺水，便易患上便秘，皮肤也会失去光泽及弹性，甚至导致泌尿系统疾病，如肾结石及尿道结石等疾病。

每日饮足八杯水

很多长者因为身体功能老化，膀胱的功能也日渐衰退的关系，每次喝完水后就频频如厕。特别是出外时，往往需寻觅洗手间而费时。为了避免频频如厕的烦恼，很多长者都会少喝水，或直到口渴难耐时才饮水。

其实，人体组织有2/3由水组成，绝大部分的新陈代谢过程都以水为介质：水是血浆的基层，是所有体液的主要成分，毛发肌肤、血脉骨肉，无处不含水！人体生理的运作无水不行，缺水也不行。当人体总含水量因流汗、尿液及肠道等排泄而下降1千克时，人会隐约有口渴的感觉，当下降到2千克时，则会感到口干舌燥，下降4千克时，人会感到极度不适，倘失水量高达6千克而无法实时补充时，则会有性命之忧。

当然，人体内水的功能主要还在于输送营养及排泄体内废物。长者若不多饮水，使身体经常濒于脱水边缘，营养供应将会放缓，新陈代谢的渣滓将不能及时排泄，导致整个人的生理活动不能达到顺畅的状态。长者不但会有口渴不适的感觉，也会感到思维呆滞、不畅，皮肤也会因缺水而枯槁失色。

　　此外，水还有消解体热的功效，对于一般感冒发热疾病，多饮清水显然有助病者复元。医学界人士建议成年人每日须饮水8大杯，而长者应按其体重、日常进食含水食物的多寡及运动量而定。无论如何，经常饮水才是养生之道。

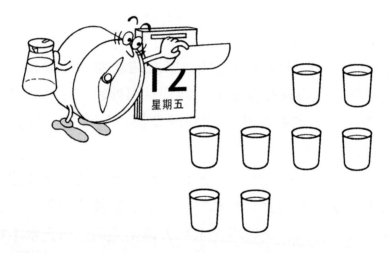

饮水小锦囊

- 每日预备一杯水于长者身旁，以便其饮用。于醒目处贴上每天须饮6～8杯水的图示，以提醒长者。
- 长者清晨漱口后，可先喝一杯水。早、午、晚三餐后各喝一杯。两餐之间各一杯。出外时，也须预备一杯水。
- 若觉得清水无味，可在水中加入柠檬片或水果以增加清香味，提高长者饮水意愿。
- 患糖尿病的长者，不宜饮用含糖分高的水，或其他含糖分高的饮品。

夏日勿"牛饮"

　　但喝水也并不简单，饮水不得法，同样会给健康造成隐患。如牛饮般喝入大量的水，会冲淡胃液，引起消化不良，还会给肾脏带来过重的负担。此外，饮水过度，水分便很容易进入血管中，导致血容积增加，造成心脏工作超负荷，从而引发心脏疾患。

　　夏季，由于身体流汗增多，汗水将身体内的盐分带走，大量饮水，会冲淡血液内盐分的浓度，使长者产生头晕的症状。倘若所饮的水异常冰冻，还会使过热的身体瞬间冷却而发生抽搐，造成肠胃等器官的不适。饮用汽水、果汁等加工饮料，不但不能解渴，而且这些饮料还会留在长者体内，造成呕气等问题。

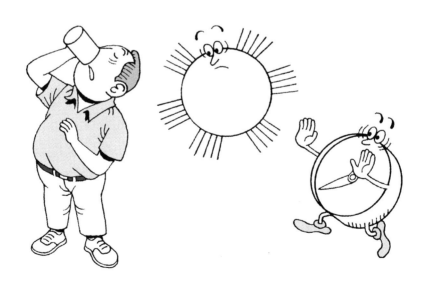

因此夏季长者喝水应先少量品尝，间隔一会再喝第二口，以让身体作出适应。当然，长者也不用非要等到口渴的时候才饮水，为了补充流汗所导致的水分流失，长者应该有规律地多喝水。

饭前喝汤胜良方

很多长者认为，饭前或吃饭时饮汤会冲淡胃液、影响食物的消化，从而导致胃痛。故而，他们只会在饭后才作"牛饮"。殊不知，这一观念及做法，恰恰是错误的，是会对健康造成损害的。

当然，饭前及吃饭时作"牛饮"也不合适。正确的做法是于饭前20分钟左右饮水或进食半碗汤，吃饭时缓慢、少量地饮进汤水，这样便可为消化道加上点"润滑剂"，从而使食物能顺利下咽，防止干硬食物刺激消化道黏膜。

如果长者在吃饭前或吃饭时不让半点汤水沾唇，定会有碍食物的稀释和搅拌，从而影响胃肠对食物的消化和吸收。由于饭前及吃饭时没有汤水，饭后胃液大量分泌，体液丧失过多而产生口渴，这时如大量饮进汤水，又会冲淡胃液，影响肠胃的功能。

常言道："饭前先喝汤，胜过良方"。营养学家也认为，养成饭前或吃饭时不断进点汤水的习惯，是可以减少食道炎、胃炎等疾病的发生。故长者为防身体不适及增强对食物的吸收，应将旧观念改正过来。

纠正饭后"陋习"

很多长者都有一些习惯，每当吃完饭后就会放松裤带，或是饭后立即吸烟、喝茶、洗澡及步行。殊不知，这些看似不经意的习惯和动作，都会给健康带来隐患。

饭后松裤带

饭后立即放松裤带，会使腹腔内压下降，导致消化器官的活动量和韧带负荷量增加，引发肠扭伤、肠梗阻，还会引来胃下垂，出现上腹不适等消化系统毛病。

饭后吸烟

吸烟有害健康，饭后吸烟尤甚。饭后胃肠蠕动加剧，血液循环加快，此时负责吸收功能的肠系内膜毛细血管全部舒

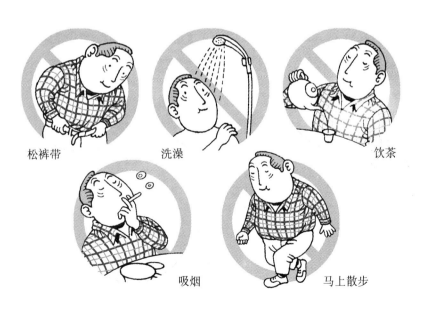

松裤带　　　　洗澡　　　　饮茶

吸烟　　　　马上散步

张，饭后若立即吸烟，香烟的烟雾被吸入胃里，其危害是平常吸烟的十倍。

饭后饮茶

由于茶水含大量草宁酸，当茶水进入肠道后，会使食物中的蛋白质变为不易消化的凝固物质。因此，饭后不宜立即喝茶。饭后也不宜立即洗澡。洗澡会导致血液加速流动，从而使胃肠道的血液流量相应地减少，降低其消化功能。

饭后百步走

俗语说"饭后百步走，活到九十九"，其实这一说法是有违科学根据的。老年人在饱餐后，食物都会集中到胃肠道，等待被人体消化，但他们的消化系统不比年轻人，相对较弱，为了更好地消化掉体内的食物，身体血液就会自动"支持"到肠胃，脑部供血量相对减少，从而导致头晕、困倦、乏力等症状。再加上老年人由于心脏功能较弱，饱餐后血液循环的改变，也容易使心脏供血不足，导致心率加快，诱发心脏病。

饭后小锦囊

- 长者进食时不要吃得过饱，以免加重心脏和肠胃负担，影响肠胃正常的消化功能。
- 长者用餐完毕后，宜在原位稍坐一会儿，然后再起来走动。进餐后不要立刻站立，也不要立刻走动，以免引起心脑血管供血不足。
- 饭后休息半小时后，长者可以选择一些舒缓的运动方式，如散步等。

吸烟损害健康

"烟酒过多，睡眠不足……"。烟酒一直被视作不良嗜好物，令身体变差是必然的行为后果。

茶、咖啡两者，若酌量饮用，无可否认是有利健康的；但若饮用不得其法，会适得其反。请留意个中道理。

全十睡眠方面的小学问，则在下一章"住"中详细探讨。

烟不离手损健康

数据显示，由于香烟含焦油、氢碳化合物等致癌物质，会刺激呼吸系统，可使长者产生25种疾病。

另一方面，人们发现，戒烟可使这些疾病发生率大大降低，另外，戒烟也有助于这些病人的康复。例如，倘若人们一小时内不吸烟，血压及心跳率可回复正常状态；8小时不接触香烟，肺活量水平可增加；若一日与香烟绝缘，则可减少患上心脏病的机会；若远离香烟两日，有助于回复昔日的味觉与嗅觉的功能；而四日不吸烟，肺功能则可提高三成。

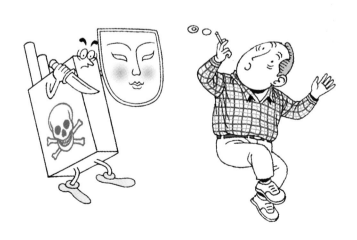

疲劳后吸烟坏处多

在做完家务或运动后，许多长者都会借助香烟来醒解疲劳。殊不知，疲劳状态下吸烟，对身体的伤害更大。香烟中的有害物质会借着体力消耗、心跳加速，更容易进入人的血液中去，从而对身体造成更大的伤害。

研究还发现，当人在体力劳动后，胃内的食物会快速分解、吸收，并会出现轻微的饥饿感，而香烟中的尼古丁等有害物质会抑制胃黏膜细胞，使胃酸分泌物减少。这时吸烟，病魔可在长者毫无戒备的情况下，慢慢残害他们的健康，引发心脏病等恶疾。

事实上，长者戒烟初期，由于香烟中含有尼古丁等物质，确实可令长者产生焦虑不安、失眠、暴躁、头痛、精神不振、手颤等现象，但为健康着想，长者可做一些"分心"的事，如出外散步、阅读书报或参与社交活动，只要坚定信念，相信一定可以消除烟瘾。

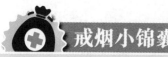

戒烟小锦囊

- **抓紧机会** 当长者因长期吸烟而引来身体不适，如哮喘病发、中风时，家人应借此机会，痛陈吸烟的利害关系，鼓励长者立下决心与香烟绝缘。
- **祛除诱惑** 扔掉香烟、烟灰缸及打火机等，以实行破釜沉舟的坚定决心。
- **转移注意** 当长者"心瘾"起时，可与他出外散步，或鼓励长者与朋友聊天，让他忘记香烟的存在。
- **多作鼓励** 当长者逐渐远离吸烟的习惯时，不妨买些长者喜欢的东西给他，以示鼓励。

"酒能卸寒"是谬论

很多长者误以为酒能御寒，故每每在气温骤降的时候，饮酒以抵御严寒。饮酒确实能使人面红耳赤，有"周身热"的感觉，但这是由于酒精使皮下毛细血管扩张，使更多血液在皮下循环的缘故。但是这一结果却很容易使长者的身体热量通过皮肤大量散失。此时，如果长者再走到室外较为寒冷的地方，便会觉得比喝酒前更加寒冷。

医学界人士指出，长者因饮酒遇寒而使体温下降至35℃以

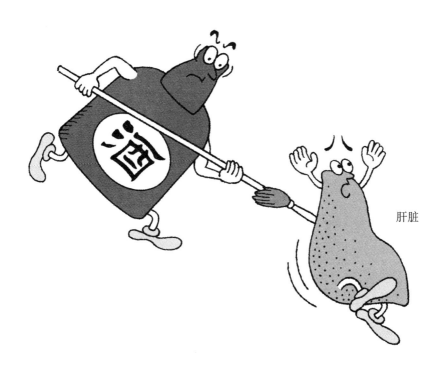

肝脏

下时，便会患上"低温症"，表现为呆滞、手脚僵硬等症状。如未能及早发现，长者体温会持续下降，并将影响器官的正常功能，严重者还会致人死亡。故骤冷乍寒时，长者切忌饮酒，更不要以为世上有御寒的补酒。

外国一些调查证实，酒精不但能顺利进入人的血液，加速血液循环，也会侵入人的大脑，损害脑部细胞，使记忆力减退。通过对酗酒死亡人士的验尸报告发现，酒精对脑部组织毒害极大。

美国曾对一群长期嗜酒与不沾酒者的大脑进行测试，发现前者的左半脑密度比后者低，其脑组织也变得疏松。而从前者的大脑断层照片来看，也发现有明显的脑萎缩现象，而这正是大脑记忆力方面功能大大减弱的原因所在。饮酒还会导致肝硬化、肝癌、阳痿（性无能）、心脏功能衰退等疾病。

身体各方面的转变，脑功能的日渐老化，很可能造成长者丧失生活上的自理能力，从而增加家人照顾上的压力。另一方面，过分饮酒，会使长者情绪变坏，产生幻觉及妄想。此外，酒醉后所引来的问题，如呕吐、行为异常等，更会增加家人的负担，损害和家人的亲密关系。在重重打击下，长者情绪会愈加低落、抑郁，对工作、生活也失去了信心，最后造成自暴自弃的后果。

茶以清淡为宜

饮茶要得法

茶有降脂、抗凝、杀菌、抗氧化等作用，有利于防治心脏病、中风、癌症，对长者有着强身保健的功效。但很多长者为了能达到以上效果，喜饮浓茶。这一做法却引来了相反效果，不利于健康。

常饮浓茶可使长者心跳加速，造成长者心律紊乱。因为茶中含有茶碱，咖啡碱、可可碱等物质，这些物质对人体中枢神经系统具有明显的兴奋作用，造成脑部小血管的收缩，增加脑血栓的危险。同时，常饮浓茶也会造成长者心脏冠状动脉的收缩或痉挛，使心肌缺血。所以若长者患有冠心病、肺心病、高血压时，不宜饮用浓茶。

另一方面浓茶也会引起便秘，使长者排便困难，诱发中风。浓茶也会造成缺铁性贫血，因为浓茶可使食物中的三价铁与茶内单宁酸结合，成为不能被吸收的沉淀铁而通过肠道排出体外。

饭前、睡前不喝茶

长者饭前及睡前不宜喝浓茶。因为茶有帮助消化的作用，若长者腹内空无一物，茶会直入肺腑，抑制胃液的分泌，不但

饮茶小锦囊

- 为能获得饮茶的益处，泡茶时勿将茶叶浸泡过久，宜随泡随饮为佳。
- 茶以清淡为主，适量为佳，不宜过浓、过量。
- 饮茶以每日一至二次，每次用茶叶2至3克比较适宜。
- 饭前、睡前、服药时不饮茶。

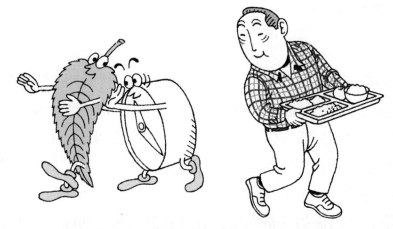

影响食欲，还会妨碍消化，甚至会引发两眼昏花、心慌心悸、胃部不适等"茶醉"现象。有失眠症状的长者，更不能临睡前喝浓茶。因为茶有兴奋神经的功效，会加重失眠和神经衰弱的症状。

大便不畅时，饮茶会令大便更秘结，因为茶的鞣酸含有收敛、减缓肠蠕动的作用，会增加长者的排便困难。服食药物时，也忌饮茶，因为茶中的鞣酸易与某些药物中的蛋白质、含铁化合物等产生化学作用而降低药效。

患病时不喝浓茶

患有胃、十二指肠溃疡或慢性萎缩性胃炎时，忌喝浓茶。以免茶中的咖啡因刺激胃肠黏膜，增加胃肠不适，加重溃疡创伤。

患有肝病的长者，更不宜饮用浓茶。因茶含有咖啡因，在长者饮茶过浓时，经肝脏代谢，便会加重损害肝脏组织。

患有心跳过快、心房颤动等心脏病患的长者，也不宜喝浓茶，因为茶中的咖啡因、茶碱能促使心跳加快，使长者经常处于兴奋状态，休息不好。

咖啡提神也伤身

美国哈佛大学研究指出，男性每日饮用2~3杯的咖啡，可把患胆结石的机会减低四成。对于老年人来说，约有1/10的人，可能会患上这种令人有异常急剧腹痛的疾病。为了预防这类疾病的发生，许多长者会渐渐养成饮用咖啡的习惯。

研究指出，由于胆结石是由胆固醇累积而成，而咖啡因恰恰能够防止胆固醇累积、增加消耗能量，减少脂肪贮存，降低胆结石形成前的液体吸收，增加流经胆囊的胆汁，从而起到防治胆结石形成的作用。

凡事有利也有弊。咖啡虽可预防胆结石，但咖啡始终是兴奋剂的一种，适量饮用可促进人体血液循环、增进食欲、促进消化等，但倘若饮用过量，则会令人出现焦虑不安、失眠、紧张等症状，严重者还会增加心脏的负荷。

公共医疗医生协会指出，每天饮用3~4杯咖啡可能会引发胰脏癌。另据医学界研究显示，患者如果一日饮6杯咖啡，会增加心脏病发的机率。

此外，过量饮用咖啡还会导致失眠，使人出现周期性头痛症状。高龄女性，倘若每天仍然饮用3杯及以上分量的咖啡，其患上骨质疏松症，引发骨折的机率便会更大。

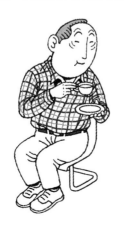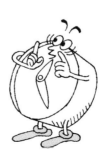

拒绝食用垃圾食品

凉果

凉果经过多重腌制，维生素早已所剩无几，长者所尝的，只是甘甜味道。部分凉果，如制作出现问题，含霉菌、过量防腐剂和人工色素时，则会有碍健康。

营养师指出，若由水果腌制而成的凉果，没有加入任何添加剂，不失为一种健康小食品。只是当这些凉果是经过多重腌制后，长者便须禁口了。有关机构也曾比较了五类凉果的热量，以30克计算，热量最高的是菠萝干，含89卡路里；其次为芒果干，含87卡路里；甘草姜及甘柑则分别有79及62卡路里；而最为长者喜爱的话梅，也有55卡路里。

虽然凉果的热量比相同重量的薯片或朱古力（约160卡路里）低，但倘若长者在不知不觉间多吃了，而未能消耗多余的热量时，便会导致脂肪积聚，其结果是因一时口福，而危害健康。

腊味

在严寒的冬天，腊味成了人们餐桌上的一道不可或缺的"美食"。的确，腊肠、腊鸭等美味、开胃，是佳品。但腊味毕竟是腌制食品，就算是身体健康的人士，也不宜多吃；因此，为保证长者的健康，还是少食为佳。

腊味属精制食物，且经晒干后，变得较硬，长者难以消化。加上露天摆放，易被污物，甚至发霉，滋生细菌，若再不经洗净便进食，易引发肠胃病。因此，肠胃虚弱或患病的长者不宜进食、高龄的长者更加不适合进食。

此外，由于腊味是用防腐剂腌制而成，含大量脂肪及盐分，长者多食不但易肥胖，而且也会使人体在分解上述物质时，出现问题，加速肾脏功能的恶化，因此患有肾脏病的患者尤其不宜食用。

腊味中含大量盐分，长者进食后还会令血压上升，增加血管病患的问题。另外腊味也含大量的饱和脂肪，属于高胆固醇的食物，若长者进食过多，会因摄取大量的胆固醇，导致血管阻塞，对患有高胆固醇及心脏病的长者极为不宜。

方便面

现今生活讲求速度。如果要花上很长时间方可做好一顿美食，对日间独处而只能照顾自己早餐或午餐的长者来说，似乎显得过于麻烦。因此，这些长者会在不知不觉中形成吃方便面的习惯。

然而，方便面是一种只利口腹、不利健康的食品，在提供长者必需的营养方面，可以说是毫无作用。其含有蛋白质及维生素A、B及C成分极低，长者若长期进食而不补充其他食物，如蔬菜、生果、肉类，可能会导致营养不良的问题。再加上方便面在制作过程中，是用热油油炸而成，再配上淀粉、猪油、植物油脂、食盐、碱水、天然着色剂、化学调味料、香草料、抗氧化剂、防腐剂等多种材料，难于被肠胃吸收及消化。

如此方法制成的方便面，热量与脂肪含量较高，以每100克为例，就有21克脂肪，约等于1茶匙油所含的脂肪，约有热量455卡路里，即约一平碗米饭的热量。调味料不但使长者容易发胖，而且会引起高血压，胆固醇过高，动脉硬化、心脏病等疾病。调味料还会令长者体内细胞变得脆弱，导致中风的恶果。

如果实在无法避免，长者可以以即食米粉、通心粉或其他面条等来替代方便面，因为米粉的脂肪量只有4克，与方便面相差数倍，适宜给长者充饥。

节假日饮食

春节：控制热量摄取

春节期间，在大多数人的家庭里，或多或少都会有应节食品，如年糕、油角、糖果、腊味等。家中的长者在此喜庆的日子里，往往食量会较平常增加。

在亲友到访拜年时，长者会在不知不觉的应酬中吃多了，可能因此而引起食滞及消化不良等症状，导致肠胃疾患，影响健康。营养师指出，成年女性每日平均只须摄取1500~1800卡路里，而男性则为1800~2000卡路里。以每日三餐计算，每人每日已摄取约1500卡路里，即早餐（两块涂了少许果酱的面包）、午餐及晚餐（每餐约食3两肉、大半碗饭、大半碗菜和一碗汤），两个生果，倘若再多吃些萝卜糕、花生、瓜子等，已大大超过平日所需的热量，其结果是导致长者体重增加，影响健康。

因此，家人在制作甜糕点（如年糕及马蹄糕）时，勿大量用糖，可用脱脂或低脂奶取代椰汁。

翻热食物时，可选用蒸的方法。当要用煎的方法时，可加

 贺年菜式小锦囊

- 斋菜可用含油量较少的食品，如冬菇、发菜、蚝豉、粉丝、腐竹等。
- 蒸鱼及煎鱼也可减少用油。瘦肉或瘦烧肉炒西芹，可加少许腰果。
- 海鲜煲，可用鱼、鱿鱼、虾、洋葱、甘笋、生菜。
- 甜品可选红豆糕。

数滴油在锅中，一样美味可口。制作咸糕点时，应该用萝卜或芋头及粘米为主要材料，避免加入腊肉，腊肠及煎糕的油，可用瘦火腿代替，以减少脂肪量，配以适量的冬菇、虾米、干贝和干葱。

至于用以款待客人的肥腻食物，如煎堆、油角及糖分过高的糖莲子、糖冬瓜、朱古力、糖果等，可用较为健康的食品，如杏脯肉、芒果干、水果等取代，以免造成对长者"口福"的诱惑。至于传统的应节食品，如瓜子、花生、开心果等"利口"食物，有着"食完又食"的特性，不宜给长者多吃。

端午：粽子宜少吃

端午节来临，很多家庭中都会吃粽子，以应时节。粽子中含有多种矿物质，如铁、钙、磷，也有维生素B、淀粉质、烟酸、蛋白质及糖类等，营养价值高，性质温补，据中医师称有补中益气、健脾止泻，调理肠胃虚损的作用。但是，如若长者体质虚寒或肠胃功能欠佳，消化系统差，经常有食滞时，则只宜少量进食。倘若长者平日食量小，那就只可浅尝了。

患有高血压、体内脂肪及蛋白质高、肥胖、胆固醇高、心脏病及肾病的长者，宜少食含热量高的糯米及以五花肉为主要馅料的粽子，以免损害健康。

当长者身体发烧时，更宜少食粽子为佳。因为粽子含糯米，而糯米乃可产生大量热能的食物，故对患病者不利。若长者咳嗽时，则应戒食此类含大量热能的糯米粽子，以免使咳嗽加剧，引发咽喉炎。

另一方面，若长者牙齿早已脱落，或吞咽困难的时候，应避免进食黏性极高的粽子，以免鲠喉或窒息。若一定要进食，也要将粽子切成小块，并让长者细嚼。

中秋：低糖月饼热量也高

传统月饼多含高热量、高脂肪、高糖分、高胆固醇，这些高危成分无容赘言，对长者身体无益。而自称健康的低糖月饼，也并不完全适合长者食用。虽然，低糖月饼的蔗糖含量较低，但碳水化合物较高，碳水化合物在体内最终都会转化成糖分，若长者同时患有糖尿病时，其害立现。而低糖月饼也不表示低脂肪或低热量，若让长者随意享用，最终会令健康受害。而冰皮月饼，虽然脂肪含量较低，但其馅料糖分也绝对不低。

月饼胆固醇含量高，主要对月饼内的蛋黄而言。以一个健康长者每日胆固醇摄取量不应超过 300 毫克为标准，若长者患有心血管疾患时，吃一块或半块含胆固醇较高的月饼时，定会超出标准量，从而影响身体的健康。事实上，由于月饼含油量高，不易消化，若长者活动量不多，又患有肠胃疾病时，则极

吃月饼小锦囊

- 长者宜以品尝 1/4 个月饼为极限，甚至是 1/8 个。
- 预备普洱茶，以作消滞之用。若不慎吃滞，可用山楂、菊花、麦芽煲水饮用。
- 购买月饼时，必须看清楚月饼的标签，并留意热量、糖分、脂肪量、胆固醇及碳水化合物等营养资料。
- 若长者患有心脏病及胆固醇过高时，应咨询医生或营养师的意见，并应谨记少吃为宜。

易引来肠胃不适及消化不良、食滞等问题。

另一方面，若长者爱吃月饼，未能适可而止时，可能会令身体发胖。据数据显示，当人体积存3500卡路里时，便会加重一磅；而一个月饼大概含740卡路里，若长者于中秋佳节期间，食两个月饼时，就差不多会使体重增加半磅。

四类人宜少食月饼

消化系统不良者　众所周知，蛋黄很难被消化，而作为馅料的莲蓉，油分也较多，长者的胃肠更需要较长时间消化和吸收，因此，消化系统不良的长者应少吃月饼。

高胆固醇、高血脂者　一个咸蛋黄的胆固醇约有264毫克，长者一天进食半个双黄莲蓉月饼，几乎接近每日所需的300毫克胆固醇，如若再进食些含较高胆固醇的肉类时，便会超过每日正常摄取的胆固醇量。倘若长者本身便患有胆固醇或血脂过高的毛病，便会令病情恶化。月饼中的高脂肪多为饱和脂肪，多吃对长者身体造成极坏的影响，容易引发心脏病和中风。

糖尿病患者　月饼含糖分过高，长者吃后会令血糖上升，加重病情。

过胖者　事实上，月饼的热量和脂肪含量高，容易令长者体重增加，使长者胆固醇及血压过高，引发心脏病、中风及肾功能衰竭等恶疾。加上体重超标导致下肢负荷过重，引发关节痛楚。进食月饼，还易令人有食滞、难消化及肠胃不适的感觉，若长者"血气"及"肠胃"不佳，此感觉则更加明显。

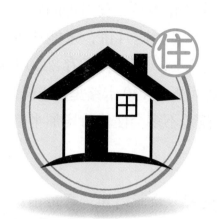

自在蜗居无祸害

　　大部分人辛苦工作都只为求"有瓦遮头"，不管自置还是租赁，总要有地方栖身。对长者而言，在住的方面除了要考虑节省外，还应该考虑是否住得自在，如何在可能情况下让居住环境安全舒适，是应注意的大原则。

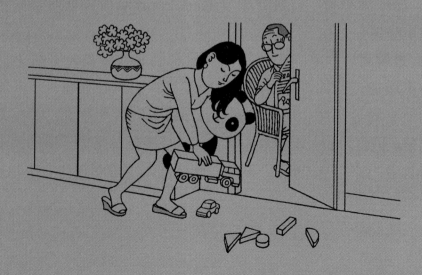

家居锦囊集

 灯光小锦囊

- 为了营造一种美仑美奂的感觉，很多人都会在家中装上不同种类的灯，如吊灯、射灯、地灯，刻意制造明暗和色彩的对比。然而，这一"美的享受"，对于长者却并不适宜。

- 专家指出，由于眼睛瞳孔老化，长者对明暗对比强烈的灯光反应较慢，特别是五光十色的光源，不仅会导致他们眼花、摔倒，还容易引起老人突发心脑血管疾病。

- 由于灯光明暗对比强烈或颜色过于明艳，很容易引起长者情绪的变化和波动，进而刺激其脑神经。对于心脑血管脆弱的长者来说，容易突发心脑血管疾病。

- 长者居室灯光的色彩必须单一、光源也必须一致。如家中装的是光管，那么睡房、客厅及浴室都必须一样。因为，若同时也装有电灯胆时，由于光源的"质"与"量"不同，是会令长者难以适应的。当然，光管选用"黄光"或"白光"也是要一致的。

- 枱灯亮度应与室内亮度匹配。除了桌面的直接灯光外，还需附加室内环境的其他照明。

 居室小锦囊

- 居室的布置宜简单，不宜复杂。空间要宽敞，以利长者行走。光线、照明要充足，窗户应常开，保持空气清新、流通。

- 房间色彩不宜选择带有强烈刺激性的红橙色系，而对比分明的黑白色系，也会令长者眼睛不能适应，因此也不宜选用。粉蓝、淡绿等中性色调可营造出一种安静、祥和的氛围，符合长者的喜好。

- 各房间入口及大门要明显，避免使用开启困难的推拉门，以防长者进出困难。家具陈设应整齐有序，以便于长者使用。

- 地面应平整、防滑，色泽要均匀。注意清理地上的电线、废纸等杂物，避免妨碍长者走动，而发生跌倒的危险。

卧室小锦囊

长者的卧室勿存放太多杂物，以免阻碍长者走动。床的尺寸不宜太小，约1.2米宽为佳。床的高度应于放置薄硬床垫后，与膝部高度相同（即约60厘米）。床头应设伸手可及的照明开关。衣柜的衣挂及搁板高度应能配合长者的身高及臂力为佳。抽屉的拉手要适宜长者施力时的握持力度，而且还要避免有突出的棱角。屋内的照明开关要长者触手可及，勿让长者蹲下或伸高手部才可开关。

 ## 浴室小锦囊

- 浴室是长者最易滑倒的地方，故浴室的地砖要防滑，也要经常保持干爽。
- 若家中置有浴缸，需设有扶手以助长者进出，而浴缸的高度也不应超过50厘米。若为淋浴，也应设置供坐着洗浴的装置。
- 最宜安装电热水炉，以避免长者因"煲水"或提着热腾腾的沸水而发生意外，而且长者也要熟悉使用热水炉的操作。
- 浴室应有足够空间及有稳固的胶椅，以便长者坐着更换衣物。
- 坐便器的高度要适中，厕板要舒适，厕纸架的位置要伸手可及，而且旁边也应装有扶手，以供长者使用。

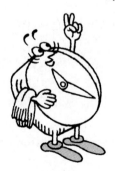

水温不宜高，
时间不宜长

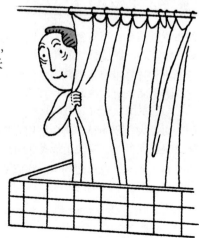

细心防意外

为避免发生"人在屋中坐，祸从天上来"的不幸事故，就要从生活中的细节做起，防范家居意外。

一些物品，如利器用完后，须放回原位，摆放妥当。厨房的切菜刀用完后，勿随意放在砧板上，否则当行动不便的长者进入厨房时，很容易割伤手部。

切勿将长者的药物与其他家庭成员的药物放在一起，以免长者误服，造成中毒。当然，有毒物品也绝不可用饮料瓶装，盛放有毒物品的容器要用标签注明，不可与食物放在一起，以防长者一时大意误饮，铸成大错。

不慎将水或汤汁等流质洒在地上时，应立刻擦干，以防地滑，令长者跌倒。小孩玩完的玩具应立刻放回原处，以避免长者踩到或被绊倒。家中堆满杂物或电线，会对长者形成一种家居陷阱，应及时进行清理。

厨房的炉具与通风设备、电器等要经常检修，以免发生问题，伤及长者。夜间长者通往洗手间的通道应有足够的电灯开关及照明，使他们避免摸黑走动。对体弱的长者而言，床前及厕所间应装有扶手，以防不幸"失手"而跌倒。长者淋浴更衣时，浴室应放一张胶坐椅，使他可安坐椅上更衣。

家中各家具要有"分量"，因为当行动不便的长者扶着家具走路时，可使他们稳固地支撑"重心"。长者不宜自行去做不熟练的运动或工作，譬如转腰和提重，以避免因此带来伤害。家中应常设急救箱，并及时清理过期药品。

日常洗护

洗手

即使长者非常注意日常饮食健康，但若一时不注意手部清洁，便很容易将病菌吃进肚内，引发疾病，如痢疾、霍乱、肝炎、流行性感冒或手足口病等，结果不仅危害自身健康，也易将疾病传染给家人。因此，长者如厕、咳嗽或打喷嚏后一定要立即洗手。

洗手的正确步骤如下：

- 先淋湿双手；
- 加入皂液，用手擦出泡沫；
- 最少用10秒时间洗擦手指、指甲四周、手掌和手背，洗擦时切勿冲水；
- 洗擦后，用清水将双手彻底冲洗干净；
- 用干净毛巾或纸巾彻底抹干双手，或用干手机将双手吹干；
- 双手洗净后，不要再用手直接触摸水龙头；
- 关水龙头时，可以先用手巾包裹水龙头或先将水龙头冲干净再关。

洗澡水温不宜过高

洗澡可清洁皮肤，同时增进血液循环。但如果洗澡水温过高，很可能使长者皮肤受伤。很多人会认为，长者活动能力较慢并且"怕冷"，倘若水温不高便很容易使他们着凉生病，故往往鼓励长者用热水淋浴。

事实上，进入老年期的长者，其皮肤会变得虚弱、血管壁增厚、血球数量减少，故对冷热水的温度感应会比较迟钝。因此，洗澡时，如水温过高，长者便很容易灼伤皮肤。另一方面，由于长者皮脂分泌减少，皮肤表层缺乏油脂，高温的热水会将皮肤剩余下来的油脂清除，从而导致皮肤搔痒或破损。此时，就算长者没有使用强力的肥皂洗澡，浴后也用润滑油如棕榄油等涂在身上，但身体仍然会感觉搔痒，而这很可能就是水温过高所致。

另一方面，倘若长者浸泡于水温过高的浴水内时间过长，可能使体表及四肢血管有较大程度的扩张，导致血液大量流向

 洗澡小锦囊

- **过饱或过饥时不宜洗澡** 长者饱餐后便洗澡，可能会引来心肌缺血而发生晕厥；因为此时，身体表皮血管被热水刺激而扩张，导致较多血液流向体表，从而影响了供应大脑和腹腔的血量，轻则影响长者的消化功能，重则会引来大脑缺血而昏倒。而长者若是于饥饿时洗澡，便易发生低血糖症，从而导致虚脱。

- **感冒时不宜洗澡** 若长者患有感冒时，仍坚持洗热水澡的话，很容易使他发汗，使长者原本就很虚弱的身体变得更加虚弱，从而导致病情加重。

- **洗澡的水温宜与其体温接近(约30℃~40℃)** 长者不宜长时间在热水中泡澡，因为长时间泡在热水中会使长者的全身表皮血管扩张，心、脑血流量减少，发生缺氧，从而使长者出现头晕、眼花的身体不适现象。倘若长者患有脑血管硬化、高血压、冠心病等心血管疾病时，便很容易诱发中风、心绞痛和心肌梗塞等疾病。

- **时间与频度** 长者的洗澡次数受多方面因素决定。冬天，长者皮脂腺分泌皮脂过少，洗澡次数宜减少，可每周一次。浴后需搽上润肤霜，以免皮肤太干燥而引起痕痒；夏季一般可每日一次。当然，在没有洗澡的日子里，长者也应经常用温水擦拭身体，以保持身体清洁。时间方面，每次15~20分钟为宜，过久会使长者着凉。

体表及四肢，引来大脑和冠状动脉缺血，从而出现头晕、眼花、心慌、恶心等不适现象。倘若此时，长者又处于室温过高或空气不甚流通的浴室时，高温的浴水热气全散于室内，导致空气中含氧量减少，如长者患有冠心病、高血压或血管硬化，便极有可能发生脑出血或心肌梗死的危险。因此，长者洗澡时水温不宜过高，洗澡时间也不宜过长，并尽可能选择淋浴。

慎防浴室跌倒

浴室跌倒是长者最容易发生的家居意外之一，主要原因是长者多是独处，家人未能在旁照顾，加上缺乏一些特别的设施保护，因而很容易跌倒。为了预防长者跌倒，须采取以下一些安全措施。

当长者因患病而头晕、正在服食药物或筋骨关节痛楚（如腰背痛）时，切勿单独一个人洗澡，宜有家人在旁照顾。

长者视力较差，故浴室光线需充足。由于浴室较为湿滑，稳固装置在墙上的扶手不可少。浴缸以对行动不便的长者而言并不安全，每次洗澡时均要跨入浴缸，十分危险。

浴室内应放置一把稳固的胶椅，以便长者更衣时使用。长者每次浴后，最好清擦地板，避免肥皂泡渍残留在地上令长者滑倒。

浴室内要使用塑料容器，避免使用玻璃器皿，以防跌破弄伤长者。长者还要完全掌握热水炉的操作，以免使用不当导致烫伤的危险。切勿让长者用湿手去接触照明开关、电灯或其他电器；同时也勿将电暖炉放在浴室内，以防引来泄电的意外。

护眼之道

护眼要则

眼睛是灵魂之窗，长者由于眼睛功能退化，更应好好保护。以下是一些护眼要则。

- 接触含氯气的泳池水时，应戴上保护眼镜；
- 在猛烈的阳光下，应戴上太阳镜；
- 不要经常接触令眼睛过敏的东西；
- 不要不自觉地揉擦眼睛；
- 不要抽烟、喝酒，或在烟雾弥漫的地方逗留；
- 一定要遵医嘱，不要擅自使用别人的眼药；
- 注意休息，不要让眼睛过度疲劳。

滴眼药水

如何善用眼科医生开出的眼药水，是长者治疗眼疾的必然要知的事项。因为倘若处理不当，极可能令眼药水感染细菌，此外还会加剧眼部敏感或使病情恶化，导致结膜受损，甚至失明。因此，长者在使用眼药水时需非常小心。以下是使用眼药水的一些细则。

- 使用前应清洁双手，以免双手将细菌传至眼睛，或污染了眼药水；
- 滴眼药水，应将头后仰，并用手轻轻拉低眼肚。掌握好眼药水的剂量；
- 眼药水的滴管不要总是接触眼睛、眼盖、眼睫毛或手部，以免眼药水受到细菌感染，继而危害眼睛；
- 眼药水使用后应盖好。并且开启后的眼药水，其使用期限不超过一个月；
- 眼药水需存放于阴凉地方，避免太阳直接照射。

保护眼镜

勿单手操作	经常用单手配戴或摘除眼镜，会在不知不觉中拉松镜架，使眼镜变型，松脱，导致长者在配戴时出现视力不定焦的情况，从而加重眼睛的疲劳。
勿倒转镜片	放置眼镜时，如将镜片倒转放置，会磨花镜膜，影响镜片的功能。
以绒布清理	为了保持镜片的清晰、明亮，清洗很重要。镜片污秽，不但不能保持视野清晰，也会使镜架积满污垢，而影响其使用寿命。长者勿随意用纸巾、衣服或纸张清洁镜片，以免弄花镜膜。
松紧度适中	长者需留意镜架螺丝松紧度是否适中，以免松脱。除下眼镜时，应用绒布清洁并包好，放于有保护作用的眼镜盒内，同时注意勿放于高温处，以免眼镜受热变形。

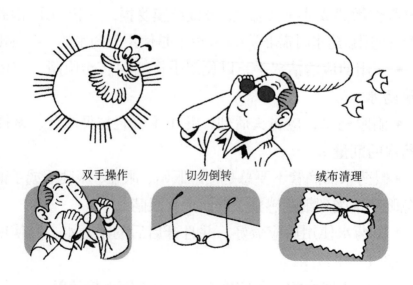

双手操作　　　切勿倒转　　　绒布清理

护齿之道

据牙医表示，牙齿可伴人们终老，关键是要善待它们。

- **早晚刷牙** 早晚彻底清洁牙齿，饭后嗽口。配戴假牙的长者，应先将假牙除下，然后用软毛的牙刷清洁牙齿及牙托。清洁牙齿时，应将牙刷斜放在牙面与牙肉之间，以刷除牙缝的污垢。除了刷牙外，还可用牙线帮助去除牙垢。每晚临睡前，应将假牙除下，用牙膏、肥皂或碱液，彻底清洗假牙的每一部分并将假牙放于清水中浸过夜。

- **注意饮食** 少吃黏性较强的食物，以免黏脱假牙。坚硬的食物，如骨类、硬壳果或甘蔗也应少吃，以免牙齿崩裂或脱落。此外，巧克力、糖、咖啡等也应少吃。实在想吃时，也应在吃完后，清洁牙齿。

- **应多食含钙质的食物** 维生素C有助于胶原质形成，能保持牙肉健康，因此应该多食。绿茶中含增强牙齿健康的氟化物，因此常饮绿茶有助于防止牙肉疾病及抑制口臭。

- **口腔检查** 正如身体检查一样，长者应每年定期作全面的口腔检查，包括牙齿、牙龈等各方面。遇有牙患时，应去找医生诊治。

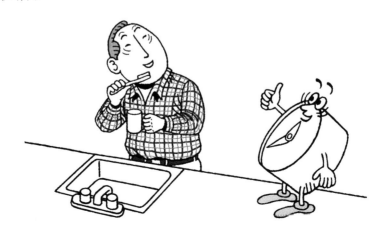

勿经常掏耳

耳垢长期栓塞耳道，加上其他分泌物的刺激，可能引来细菌的滋生及瘙痒的烦恼，故很多长者多喜欢用一些硬的小木条挖耳道，一来是欲掏去耳垢，二来是欲以此止痒。其实，这样的做法对健康很不好。

因为耳道弯曲、皮肤薄嫩，若长者不小心戳破鼓膜，便很容易发生耳道感染，引来中耳炎，并可能因此而剧痛难忍，甚至咀嚼时也会有痛楚，睡眠也会受到影响。而且，这还会使听力日渐减退，耳根终会"清静"。

所以长者切勿经常掏耳，因为耳垢一般会自动掉出来。如需挖除过多的耳垢，可用干净的棉花棒伸进耳内略卷数圈即可。若耳朵发痒难受，可用棉棒醮少许酒精以揩拭耳道。但无论如何，请求医生清理是最好的处理方法。

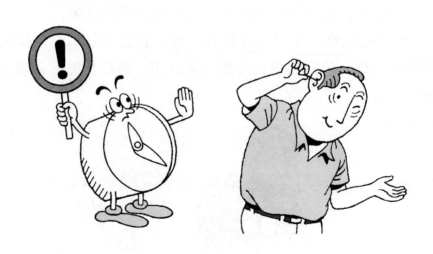

按摩禁忌

不宜按摩的情况

长者若有以下情况则不宜按摩。

骨质疏松	长者患有骨质疏松的毛病时，按摩恐令其有骨折的危险。
患癌	长者患有癌症时，推按其全身肌肉和淋巴时，可能会令癌细胞扩散，同时按压其身体也会令患者感到相当痛楚。
带伤	长者身体有撞伤、瘀伤、烧伤、静脉曲张、皮肤感染、发炎或患有皮肤病时，不宜按摩。
带痛	长者若关节发炎或有痛楚、红肿、麻痹时，也不宜按摩。
带病	长者若患有重感冒、腹泻、高血压、过度疲劳时，也应停止为其按摩。

慎用按摩器

随着科技的发展，各种按摩器应运而生，而且种类越来越多，功能越来越复杂。按摩器的作用原理是通过仿真人手，运用揉、捏、按、敲等方法，促进身体血液循环、加速新陈代谢、缓解肌肉疲劳。

但是，按摩器是以高频机械振动或滚动来对人体进行刺激性按摩的，并非每一位长者都适宜使用。首先，患有心脑血管疾病的老人，本身发生出血的风险就比较大，而按摩器的使用

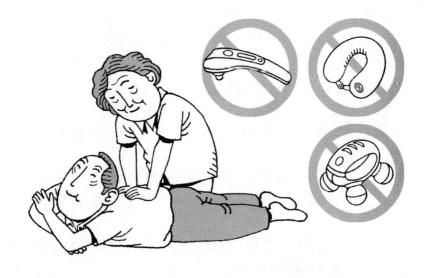

会加速血流速度，无形中加大了患病的风险。尤其是颈部等血管集中的部位切勿随意按摩，否则易刺激颈动脉窦，导致血压下降、心率减慢等危急状况。另一方面，长者患有颈、腰椎病时，如果按摩器使用不当，也易发生关节错位，加重病情。患有肿瘤或痈肿等外科疾病的长者更不宜使用按摩器，因为按摩器对体表的刺激，会使毛细血管扩张，局部血流量增加，导致病变部位扩散而加重病情。

总的说来，由于长者身体机能已有所退化，对外界刺激的耐受力减低，长者使用按摩器的强度不宜过大、时间不宜过长，对身体较为虚弱的长者尤其需要谨慎使用。如若希望长者能享受按摩"舒活筋骨"之乐，家人不如徒手为其按摩，除可增进感情，令长者安心外，徒手按摩还可灵活掌握按摩力度，准确拿捏按摩部位，过程更安全，疗效更显著。

睡眠休息

睡床环境的要求

长期睡眠不佳，不但会使长者终日昏昏沉沉，而且还会造成长者反应迟缓、思维减慢、情绪低落及健康越来越差等后果。因此，营造一个舒适的睡眠环境，对长者很重要。

长者睡前也可用温而偏热的水泡脚。泡脚可让血液下行，改善长者脑部充血状态，利于长者睡眠。此外，按摩足心涌泉穴也可帮助睡眠。

长者对睡床环境应有如下要求：

● **床褥软硬适中**　选择长者的床褥宜软硬适中，太柔软或弹性过大，都会使长者产生腰酸背痛的问题。长者应优先选用木板床，并在上面放上一层薄垫，既舒适，又可令筋骨强健。

● **睡姿要舒展**　睡眠时，身体若能侧卧、弯背、屈膝、拱

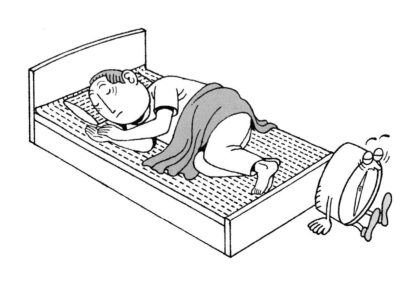

手、似胎儿状，可令四肢、皮肉、筋骨处于松弛的休息状态，更容易进入梦乡。

- **善于调节情绪**　长者睡眠时如若仍然心烦气躁，思虑万千，是难以安"心"入睡的。所以长者心要静、气要平，若全无睡意，则不如起床，做些轻柔的运动，如散步或者看书，待有睡意时再上床睡。

- **床铺远离强光**　任何光线均会使长者体内的生物和化学系统发生改变，从而使体温，脉搏和血压变得不协调，不仅影响长者睡眠质素，还引来不少健康方面的问题。当长者睡在床上时，不要让他看到窗外和室内的任何光线，应替他们选择柔色或暗色的窗帘。

- **室温随季节变换**　室温太冷、太闷或太热均会令长者睡不安宁，故长者卧室温度应保持在冬季19℃，其他季节在22℃为宜。长者入睡时，应将电视机及收音机关掉，室外也应保持安静，以免嘈杂声惊扰长者睡眠。

- **睡前不再进食**　长者睡眠前，勿让他进食过多食物，以免造成胃部不适。但是，可让长者于睡前半小时饮少量微温的牛奶，以助静心安神。睡前勿忘漱口，以防牙患。空气清新、干爽可帮助长者安睡。如能有点香气，如柠檬、苹果或玫瑰香气就更能帮助长者安睡了。

午睡

午睡时间虽短，但也不能马虎，睡不得法，非但不能缓解疲劳，还会造成健康隐患。首先，午睡仍然要选择上床睡。伏案而睡，以手代枕会压迫眼球，导致手腿麻木，使某些肌肉群处于紧张状态，身体反而得不到充分休息。此外，坐于椅上午睡，使长者吸入氧气不足，从而导致头部血流量减少，造成身体不适。故适宜在床上午睡。

长者午睡的时间不宜过长，否则定会影响其晚间睡眠，通常最佳时间为一小时左右。午饭后，不宜立即进行午休。因为此时消化器官正处于工作状态，如果此时就睡觉的话，会降低肠胃的功能，从而造成消化不良。正确的做法是，饭后隔半小时后再午睡。

午睡的环境也很重要。长者不应在嘈杂、喧哗的环境中午睡，以免影响睡眠的质量。同时，室内光线应略暗，光线太强，会使长者不容易入睡。当然，只要长者可宁静地休息，纵然不能入睡，也是一个很好的"充电"机会。为了避免长者午睡时着凉，即使在天气炎热的夏季，也应准备一些毛巾被、毯子等床上用品。

"冬眠"要诀

冬季睡觉时，长者要注意以下两项原则：

● **不穿太多衣服** 冬天，因怕着凉，很多长者都会选择合衣睡觉。其实，当身体被层层衣服压迫时，血管也会被压。血管被压迫，血液就会循环不畅。本来，长者睡眠时血液循环已经减慢，再被厚厚的衣服压迫后，血流速度就更加缓慢了。如此一来，长者必然会觉得不舒服，难以入睡，而身体也会越睡越凉。

● **不盖过厚的被子** 很多长者喜欢盖过厚的被子，以为被子盖得越多，被窝就越暖和。其实被子盖得过多、过重都会压迫长者的胸部，使长者多梦，还会影响其呼吸。当长者睡着时，可能会觉得太热，身体会消耗较多能量。翌日起床时，长者便会感到头晕、脑胀、多汗。而且，早上起床温度变化很大，也易引发感冒。

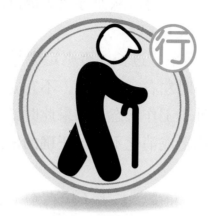

动作敏捷有良朋

　　长者居家、出外的所有活动都要注意安全。家居环境若布置不恰当，就很容易在无意之间形成陷阱，使在家居内活动的长者发生意外。外出时更不能疏忽大意，衣着配戴、辅助用物都要合适齐全，才能保证行动自如。

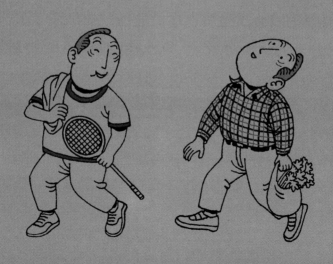

留意行走安全

跌倒是长者最常见的意外。国外调查的结果表明，65 岁的老人中 75% 的人曾有跌倒的记录。很多长者误以为早已熟识家中的情况，应不用费神留意，故往往在不提防的情况下被绊倒。为了防范长者绊倒，日常的家居设置应以安全为首要前提。

家居设置

家中的通道，走廊及地上，勿随意摆放杂物，应经常清理。若看见地面上有水或油渍时，应立刻清理。地板应长期保持干燥，容易潮湿的地方应加防滑垫。浴室、浴缸、马桶、坐椅、走道及楼梯都需要增设扶手。

室内光线应充足，可在长者的床头或卧室安装夜明灯或床头灯，以方便长者半夜起来如厕。浴室、厕所、走道的照明设

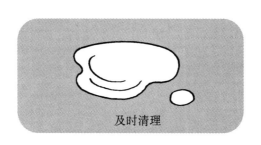

及时清理

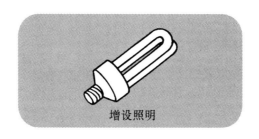

增设照明

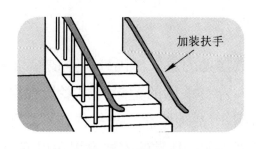

加装扶手

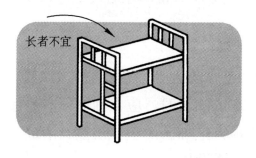

长者不宜

施也要保证运作正常，以免长者半夜起来"摸瞎"。

　　长者的床不宜过高，一般而言，以长者坐在床边时可将双脚平放在地上为准。另外，还应为床加设床栏或其他的保护设施。不要让长者睡在双层床的上层，长者的床褥也不宜太软，以防长者滑出床外。

护送长者

　　首先，长者要紧记正确的步行方法：下肢移动时宜正直平稳，步履要轻捷，双臂要自然下垂并协调摆动，双膝要正对前方，切忌让其紧张僵直。

　　长者在起步时，要由脚跟过渡到前脚掌，双脚跟则基本在一条直线的两侧，双脚要交叉向前移，步距要均匀，而腿的弯曲度也不能太大，以免失去重心。步行时，护老者要留意长者的肩部应下沉后收起，腰要直、头颈要端正，双眼向前望。勿让长者步行时太急，鼓励其将前脚放平后再起步，以防因失去重心而跌倒。为避免长者左右摇晃、弓腰腆肚及"八字脚"等问题，护老者应调整长者走路的姿势。

上坡或上楼梯时，应先让长者将较有力的脚放在阶梯上，然后用力伸直略弯的膝部，提升重心。下坡或下楼梯时，则应将较差的脚先放下，以便让健康一侧的脚支撑全身重量。整个过程中，长者的上身应保持正直，腹部略收，否则易向前倾倒。

若长者因高龄而致步履蹒跚时，可让其挂手杖以助步行。而手杖的高度一般在手杖挂地后肘关节能微屈为宜。手杖要以质坚而轻便者为佳，而手杖落地处应有橡皮圈垫，以防手杖滑动而使长者跌倒。

在整个护送过程中，护老者应对长者表示出爱心、细心、耐心，并多作鼓励，如此方可使长者培养起步行的信心，再度成为一个独立自行的长者。

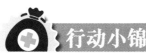

行动小锦囊

- **衣着配戴** 长者所穿的裤子勿太长，鞋的底部要防滑。视力日差时，应速往眼镜店配戴适当的眼镜，以便能看清楚家中的事物。若需要坐轮椅时，应教会长者及家人使用。

- **姿势转换** 避免姿势的快速转换，如睡姿、坐姿改为站姿时不宜过快。夜间如厕时，应先缓慢坐起再步行。如感到头晕不适时，应告知家人请求协助。

- **防跌拐杖** 行动不方便的长者，可借助拐杖、助行器等辅助用物，必要时可使用轮椅。服用某些药物时，也应防范跌倒，如降血压药、利尿剂、缓泻剂、镇静安眠药等。

- **保健运动** 长者还须注意日常的保健，多做下肢膝力练习，如水中慢走、健走、直抬腿运动等。

安全用药防跌倒

"长者跌倒"的问题十分普遍，情况令人关注。跌倒的原因，除了是失去平衡力、滑倒或杂物绊倒外，所服用的药物也可能是"罪魁祸首"！年轻力壮的读者不妨留意身边的长者是否服用以下几类药物，而这些药物均能直接导致跌倒的情况发生。

能直接引致跌倒的情况发生的几类药物

影响中枢神经的药物	会减低服用者的警觉性及反应时间，令平衡力变差，引起晕眩、精神错乱、幻觉、视力模糊及昏昏欲睡等。例如抗精神病药、抗抑郁药、抗癫痫药、安眠药、镇静剂、含抗组织胺类的止敏感药等。其中抗精神病药更可引致步态不稳，令长者更易堕进跌倒的陷阱。
减低血压或心脏输出量的药物	可引起服用者头晕，从而增加跌倒的风险。例如属 b—受体阻断剂的血压药。
导致姿势性低血压的药物	可引起服用者头晕，尤其是当服用者的身体改变位置时（如由蹲下到站立），更易站立不稳。例如属 a—受体阻断剂的血压药（或用作前列腺药）。
降低血糖的药物	如患者服药不能配合进餐的时间，便很容易因血糖过低而造成晕眩、无力，容易跌倒等。例如含磺胺脲类的糖尿病药。
利尿药	俗称"去水丸"，长者往往因服药后频频上厕所排尿而摔跤。

其实长者服用以上药类十分普遍，大家毋须过分担心。以下是药剂师给各位长者的服药"小秘方"：

• **遵照药物标签上的指示服药**　不要因错过服药时间而加大下一次的剂量；

• **不可擅自服用他人的药物**　服用成药前先征询药剂师的建议，以免因药物相互作用而增加跌倒的危险；

• **留意服药后的变化**　每当医生用新处方开出功效相似的药物，或加大药物的剂量时，又或长者正在同时用以上药物时，应多加留意身体状况的变化，以免因药物副作用增大而导致跌倒。

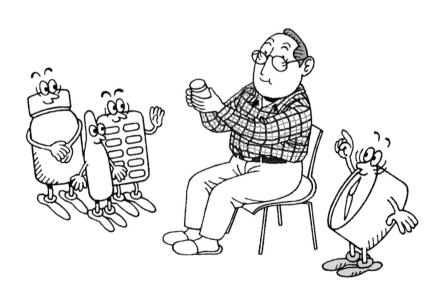

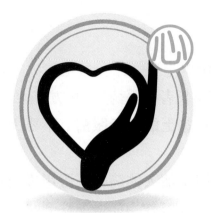

心理调适能加分

长者如在社会节奏、生活习惯、语言沟通、人际关系等细节存在不协调的问题，都容易出现负面情绪及态度，影响生活质量。作为专业护老人员也好，关怀父母、祖辈的后辈也好，甚至希望日子过得较好的长者自己，都要正视心理调适，这样才能为长者的生活加分。

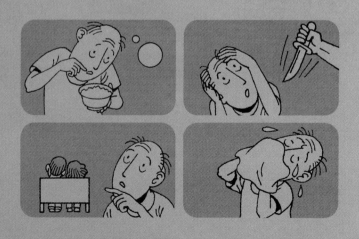

正视长者心理问题

如何发现心理问题

如何从行为表现中得知长者心理、情绪上出现问题呢？请参考以下的观察点：

- 经常有消极思想及缺乏解决困难的动力；

- 做事固执，不愿变通，也拒作妥协和调适，以及与"弹性"处理为敌；

- 经常回忆及强调自己过去的辉煌成就，以及对妻儿及社会的重大贡献；

- 不愿与亲戚邻舍及朋友交往，喜欢自我封闭，完全拒绝社交应酬，当然更不愿互相倾吐心事，分享意见；

- 谢绝参与同龄朋友，如老年中心的活动，使生活完全缺

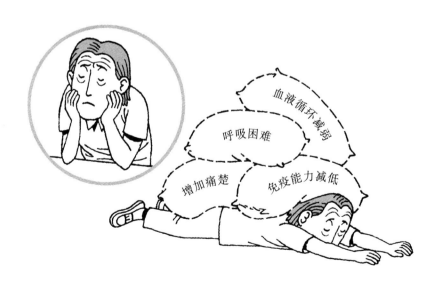

乏生机，变得沉闷；

• 不愿活动四肢，完全抗拒以运动助身心发展，因而变得暮气沉沉，人也失去光彩；

• 放弃从前喜爱的活动，更谈不上培养嗜好以助消闲及使精神有所寄托；

• 怕与他人交往，更可能会逃避亲友，使社交圈子日益缩小；

• 拒绝关心社会，不愿关怀及帮助别人，怕因此而令自己有任何损失；

• 不愿进食，喜偏食或暴食，因而失去饮食的均衡及定量，使健康日差，情绪也受影响而变得波动；

• 遇有不快乐的事或情绪受困扰时，多藏在心底，不愿向亲友或专业人士求助，以致经常有"心有千千结"的困感。

闷闷不乐的后果

面对晚年种种转变，家中的长者可能难以适应。他们经常面带愁容，感到自己对家庭没有贡献。因需家人照顾引致负累而感内疚；因社交生活减少，缺乏亲友关怀而渐渐忽略个人卫生；因长期独处家中、与社会信息隔绝及不常动脑而目光呆滞。

但不可不知，不苟言笑会引来下列疾病：

• **免疫能力减低**　倘长者经常苦着脸，便会令体内白血球减少，因而减弱体内的抗体循环，使免疫能力减弱，病菌容易入侵。不苟言笑也可减慢血液循环，减弱新陈代谢，使长者易被病害所困。

• **迅速变老**　由于长者每日都愁眉深锁，人会感到紧张，肌肉无法放松，皱纹自然会多起来。由于压力无法释放，易打瞌睡，脑筋会欠灵活，人看起来就会较衰老。

● **增加痛楚**　据研究发现，笑是最佳的止痛剂。若长者整日乌云满天，不见笑容，绝不能缓和体内各种疼痛，对一些罹患风湿、关节炎的长者来说，其痛楚更感明显。

● **呼吸困难**　对患有慢性呼吸系统疾病，而恐会影响健康的长者来说，若整日担忧而哭着脸，定会使病情恶化。因为笑可使长者张开口鼻，吸入空气中的氧气，呼出二氧化碳，这就如同进行一个短暂的有氧运动，对治疗肺部疾患有一定疗效。

● **不利心脏**　既然笑可使血液循环增加，如长者紧闭双唇而不愿开怀，结果是使血液循环减弱，增加血内的胆固醇积聚，因而增加血管的负荷，引来心脏病患的危险。

因此，要活得开心，长者就要主动开怀。要知道：笑声会传染。一个人开始笑，渐渐就会有更多人陪着笑。但如果一个人开始哭，通常最后的情况是只有他一个独自流泪悲哀。

孤独和失落

许多长者感到孤独、失落，就会有以下的行为表现：

● 经常抱着"年老无用"及"等待死亡"的负面思想，每日总与悲观与消极为伍；

● 抱着"人已老，脑已劳"的思想，暮气沉沉，失去活力，拒绝让脑袋去参与任何思考的工作；

● 自行与世隔绝，也不愿与家人倾谈及相处；

● 永远与微笑绝缘，面上总挂上愁容与苦楚；

● 经常睡眠不足，也不愿多作休息；

- 永远逃避压力，也摆脱不了压力，视压力如大祸临头，永远是垂头丧气；

- 喜进食高脂食物，视运动如畏途，每日只会呆坐；

- 每次生病，不愿就医，总是用身体力抵疾患；

- 每日工作过劳，也不找机会休息，永远都以为工作是紧迫不堪；

- 心情紧张，悲观而又经常自责，视亲友如猛兽，绝不愿参与群体活动，而选孤独生活度余生。

开怀大笑的裨益

据有关研究显示，大笑无论对生理及心理健康方面，都有极大的裨益作用。

- **生理方面**　在生理方面，当长者大笑时，肺部就会扩张并吸入大量空气，令呼吸更为顺畅，因而起着一定的运动功能，促进心肺的健康。假若长者每天可开怀大笑 100 次，就相等于做 10 分钟的扩胸运动。而笑也能减轻曾接受手术者的痛楚，因为笑可使脑部分泌出一种镇痛的物质，减轻病人的痛楚。所以，可以说笑是长者一种不费吹灰之力就可做的运动。

- **心理方面**　在心理方面，当长者开怀大笑时，他的注意力自然有所转移，能暂时将生活苦恼带走，将身体不适的苦痛忘掉或减轻，加快康复或令疾患减慢恶化，起到一定程度的治疗作用。

所以，为保健康，长者每日不妨大笑、狂笑、尽情笑，以放松情绪，轻松面对压力，借此加强活力及体质，使身心舒畅，作出强身健体的防病治病行动。

心理调适重细节

未雨绸缪应对问题

退休后的长者会觉得不再受社会或家庭成员重视。老化过程中，健康的困扰及子女成长后脱离家庭独立，更加深了他们心理上的担忧和无助感。

如何未雨绸缪地应对长者可能出现的心理情绪问题呢？

退休前应鼓励长者参加坊间福利机构举办的退休前准备讲座，以让长者明确日常生活转变所带来的一切适应问题。

积谷防饥，经济准备至为重要。退休前让长者多储蓄，如参加定期存款计划，而退休后如何作一个明智的消费者，以及控制"冲动式"的消费行动也是至为重要的。若经济许可，可考虑一些投资保值的计划。

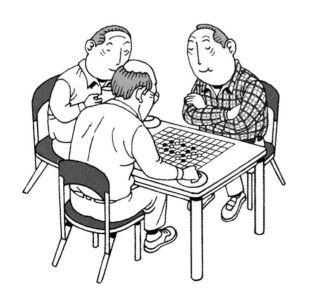

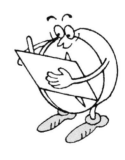

无论何时保健强身都是重要的举措。应鼓励长者关注健康的转变，及早作出防病治病的行动；养成适体运动及均衡饮食习惯是长者保持活力的好方法。

保持活跃，长者要多参与社团活动，扩大社交圈子，避免因退休后而失去朋友。也应鼓励长者重新发展兴趣并参与义务工作，以能有"精神"寄托。长者还要能留意时事和新闻，才不致与社会脱节。

鼓励长者参与家务，如买菜煮饭，接送孙儿往返学校等，如此可帮助长者建立自信心及享受天伦之乐。平时应多给予电话慰问，茶聚以及喜庆的日子应与长者一起庆祝。

假日忧郁

对一些刚失去老伴，而子孙又不同住的独居长者，在佳节将近，家家户户欢庆时，长者通常会自怨自艾，不断怀念以往与家人欢度节日的时光，顿时感到情绪甚为低落，而有"节日忧郁"的问题。那么，有何方法帮助这类长者敞开心扉，驱走忧郁，共度佳节呢？

每逢节日前后多向长者表示关怀，以增强他们被关怀的感觉。当然，烹调长者喜爱的食物、购买长者喜爱的东西，如小摆设等，都可以让长者开怀。

陪伴长者探访久未接触的亲友，或与长者一起参加一些团体举办的节日庆祝活动，鼓励长者多参加老人中心的活动，或其他一些义务工作。让他们去关心别人，仍然拥有活跃的社交活动，既利己也利人。

若长者行动不便，多鼓励长者培养一些生活小情趣，如种花、听音乐、弹乐器或阅读等，帮助他们将注意力投放到感兴趣的活动中去，而不是自怨自艾。另外让他们致电与远方的亲友及孙儿聊天，这样也能增添长者的欢乐。

借着节日普天同庆的气氛，不妨在家中布置一番，播放一些有关节日的音乐与影带，好让长者感受更多的欢乐。

 调理情绪小锦囊

由哈佛大学所制订的愤怒指数：

0 到 5 分：没有问题；

6 至 10 分：需要学习松弛；

11 至 16 分：发怒，影响健康及心脏。

因为盛怒可增加心脏血管硬化速度，令血压增高，大大增加心脏负荷，导致中风及心脏病，因而危害生命。

长者要谨防以下伤害心脏健康的行为：

- 经常不能解释为何暴躁及不快；
- 常为自己的暴躁及不快感到难过；
- 经常想讲粗语秽言；
- 经常想掷物以发泄；
- 经常想打人；
- 待人毫无耐性并感到焦虑；
- 性格顽固，令人发怒；
- 繁忙时会对人粗暴；
- 被人视为暴躁狂。

轻生心理

家中的长者若患有慢性疾患，屡医无大效，或至爱亲友死亡或关系破裂而无法适应时，会使情绪大受打击、极度沮丧。若长期处于这种极度抑郁、万念俱灰的状态，家人和护理人员必须及早留意，识别长者是否有自杀的征兆，以防止悲剧的发生。

长者自杀征兆：

• 长者可能经常直接透露轻生的念头，如对家人说，"浪费家人米饭"、"累人累己"、"废人一个"等；

• 长期莫名其妙的不快乐、经常失眠、茶饭不思；

• 对早已养成的兴趣、人或事全提不起兴趣；

• 性情温和的可能变成暴躁；

• 暴躁的变成默默无言；

• 喜好交际的变成"足不出户"，怕见人；

• 放弃自己，礼仪尽失；

• 突然拒绝吃药物，或经常要求去看医生；

• 一反常态，将常挂在口边欲做而未能完成的心愿，不寻常地很快完成，如致电远方亲友问好等；

• 长者主动立下遗嘱并详尽安排一切后事。

如有这些迹象时，长者可能已经在探索死亡的方法，如购备有毒物品等。家人除要加倍给予老人关心和慰问外，还应向有关的福利机构求助。

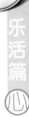

宽慰长者的心灵

学会与长者沟通

与长者沟通时要注意的要点

语速要慢，咬字清楚	对长者说话时，速度要慢，咬字要清楚。说话时，要让长者能看到对方的面部表情及口型，同时还要与长者有眼神方面的交流。换句话说，勿在长者背后说话，或在长者身边大声叫喊。
意思简单、清楚	家人和护理者说话要短，意思要简单、清楚，切忌冗长、复杂、繁琐。当长者正在思考时，护理者要有耐性静候长者的反应，让他有足够时间去构思说话的内容，而不要轻易地打断长者的话语。
借助其他身体语言	若长者说话有困难时，护理者需接纳长者以其他任何方法作出沟通。护理者可鼓励长者用手势或其他身体语言去表达；即勿要苛求长者说话完美，不容错失，更不要害怕长者说话太过艰辛，而急于代替他们说话，这样只会打击长者的信心。除了要接纳长者现在的沟通能力及状况外，还要帮助长者接纳自己的能力。
多做鼓励、肯定	护理者不要对长者有不切实际的期望，更不要向长者提及长者以往的说话能力，或以他的表现作为笑柄，甚至与同类情况的长者作出比较，这样只会刺激、伤害长者的心灵。

在照料长者的过程中，护理者和家人常常存在与长者沟通等难题，尤其是长者因中风后而出现理解力和表达力出现问题时，这些问题就更明显。

总的来说，不论长者是否有进步，护理者都应该看到并欣赏长者所做出的努力，要多赞赏以帮助长者培养更大的信心。

话语胜过一切

有时候，一句简单的话语便胜过一切。多说一些温暖的、鼓励性的话语，可以大大地宽慰长者的内心。

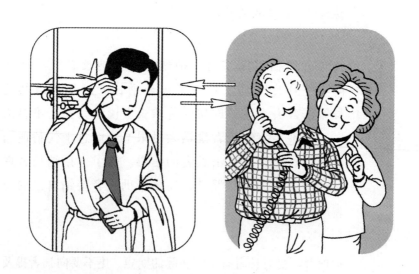

- 工作之余，不妨打个电话回家，对家中的长者说一声："没什么特别的事，只想听听你的声音。"

- 当长者情绪低落时，可对他说："无论你怎样，我会尽心尽力照顾你。"

- 有时，不妨拉着长者的双手，对他说一句："你是我最敬爱的人。"

- 或者是拥着他的双肩，真挚地对他说："只要你快乐，其他东西都不重要。"

- 当长者被病痛折磨时，要对他说："不管你将来老成怎样，你依然是我最疼爱的人。"

- 整天陪伴长者后，可不经意地对他说："和你在一起，总令我忘记时间的存在。"

- 出差时，可致电家中的长者："此刻我很挂念你，请为我好好照顾自己。"

有些爱意的表达，虽嫌太过肉麻，但是一旦说出，往往能起到意想不到的效果，譬如：

- "任何时候、任何情况，只要你有需要，我会尽力照顾你。"

- "我愿意爱你，照顾你、爱护你，一生一世。"

- "只要我所爱的你能够平安活下去，我就别无所求了。"

临终服务的妥善安排

一旦知悉长者的顽疾治疗无望时，护老者必须接受事实，寻求专业人士协助，如长者的主诊医护人员、社工及亲友，与他们讨论。而长者本人也要在临终前，能够度过否认、愤怒、自责、情绪化等几个阶段，真真正正地接受死亡的事实。

若护老者未能面对至亲将离世的事实，将会被哀痛、迷乱所困扰，这样只会加重苦痛，怎么可能很好地照顾病弱者呢？

病危的长者可能会终日不发一言，护老者不应与他一齐否认事实，这样只会剥夺他了结心愿的机会，也会带给他无限的苦痛与彷徨。

护老者可多作陪伴，不妨常作身体接触，如轻轻拍他，以表示理解他的情绪。需知长者不愿接受现实是可以理解的，护老者宜多与他倾谈，细心给他解释，以平复其波动的情绪。

若长者表示尚有心事未了时，不妨与他讨论，看是否可助他达成愿望，或助他作出妥善的安排。此时临终者多会检视自己的一生，要关注他的情绪及心愿，给予支持、谅解及鼓励，这一刻对他而言是很重要的。

若长者接受死亡的来临，可与他讨论身后事的安排，如遗嘱、贵重物品及财产的分配，以及一切殓葬及殡仪的安排，以助他参与及依他的意愿处理的身后事。

需知，护老者在长者走过人生最后的日子时，助其减少哀痛，做好为生命的终结划上句号的心理准备，使他能无任何牵挂地离世，应是最完美的结果，护老者也可免除因感到照顾不周而自责，以及由于无法补偿而产生"失职"感。

应对亲友离世的心理调适

一旦长者离世，在世的亲友要参与办理死者的身后事，于灵堂瞻仰遗容、向下葬的棺木撒下一抔土。正视及目睹长者真真切切离去的事实，这样有助减轻创伤。

若感到情绪十分激动，可以痛哭一场，以宣泄情绪，让哀痛过后能重新振作，千万不要强忍哀伤。一旦心结未解，问题反而更加严重。

收拾长者遗物也可将散乱的记忆和情绪重新整理，理智地宣泄哀伤。不妨将大部分遗物丢弃，只保留一些有纪念价值的东西，以进一步平复心情。若经济能力许可，也不妨觅屋迁居，以助离开伤心地及睹物思人的思念感。

丧偶者若感到太惦记死者时，可找好友倾谈，分担哀痛，将内心的压抑宣泄出来，也不妨培养一些以前想学而无时间去学的兴趣，以助将心情转移。在一些特别的日子，可以给死者写封信、写张卡，记下他离世后自己的生活，以明白在没有老伴的日子中，自己也可以好好地活，这有助于接受事实，理清思绪，面对独身生活。

事实上，失去老伴后，长者要长时间地孤独面对一切，感受到衰老、体弱、病痛、亲友去世、子女远离的凄凉，这确实是人生最艰辛的旅程。心灵的寂寞只有爱才可以填补。护老者虽然可给予爱心与关怀，但无论任何人，都不能取代伴侣的深切和周到的关爱。因此长辈丧偶再婚，法律是不会阻止的。每个人都有权选择他的生活方式，为了长者的晚年幸福，对长者的选择千万不要横加干涉。

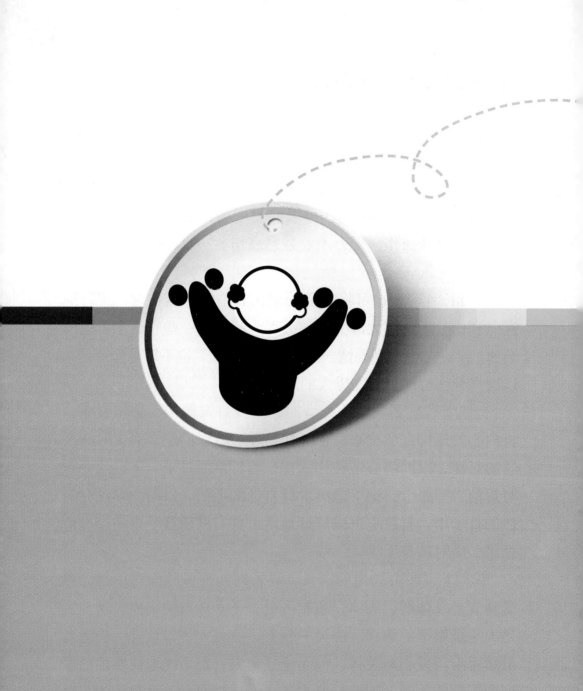

健体篇

运动可减少患病的机会。适时适量的运动，可有效维持长者的身体功能正常运作，有助于加强长者的心肺功能，促进血液循环，减低患上糖尿病、心脏病、高血压、结肠癌等恶疾的机会。本篇介绍了长者参加运动的一些特点，使长者可以把握各项细节，自助自强，延年益寿。

运动面面观

　　运动让身体舒畅。由于四肢得以运动，长者的肌肉及关节也因此得到了锻炼，因而也就减少了患骨质疏松的机会，关节的灵活程度也因此得以强化。当然，通过运动，长者还可以消耗体内多余的脂肪，有助于控制体重，避免脂肪积聚。而且长者还可通过运动，认识同龄及有着相同兴趣的朋友，拓展社交圈子，建立良好的人际关系。

　　长期不运动会加速老化。长期不运动的长者，肌肉会变得柔弱、松弛。而且，长期运动与长期不运动，其体内脂肪量也不一样。有人曾做过这样一个实验：头一天晚上，运动和不运动的人都不得进食晚餐，到第二天早上，给他们进食同等量的奶酪品。结果，通过检查他们的血液发现：经常运动者在 4 小时内，血液中的脂肪量即已下降；不运动者却要 10 小时以上，血液中的脂肪量才能逐渐下降。这充分证明，不运动者由于无法消耗脂肪，脂肪因此长期囤积在体内，自然成了胖子。缺乏运动的长者，骨骼结构越发脆弱，自然老化也会较经常运动者快，而经常运动者由于运动加速新陈代谢，故能够保持活力及身体舒畅，看起来自然更年轻。

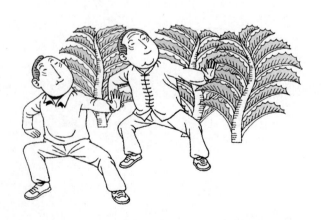

运动五要

● **要持之以恒** 很多长者都知道，运动要"持之以恒"，方能有效，如何能有此"恒心"，以达到运动的效果呢？这是要费一番心思的。

● **要结伴同行** 多与志同道合的朋友一起做运动，因为志趣相投，可彼此鼓励，遇到困难时也可互相帮助。运动时能有伴，有说有笑，不会感到运动是沉闷的行为。

● **要多项运动** 这可使长者选择自己喜爱的运动，也可消除运动项目单一、枯闷、乏味的感觉。

● **要兴趣为先** 从运动中多培养兴趣，长者绝不可视之为每日例行公事，应以建立健康为根本，从中寻找自己感兴趣的运动，并将其视作起居生活一部分，长期持续下去。

● **要循序渐进** 制订短期目标，按部就班地去运动。即长者勿期望运动可起到立竿见影的效果，宜制订短期目标，如克服运动初期的疲累等。按部就班完成每一目标，不但可培养长者的信心，推动继续运动的决心，还可感受运动的效果。选择适合的运动，以免因难度太高或引来危险而放弃。让身体体能适应后，方可考虑增加运动量，以达到强身健体的作用。

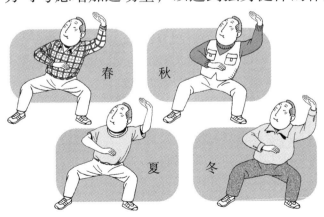

运动前要做身体评估

长期"四体不勤"的长者，在初次进行运动锻炼时，最好先咨询一下医生的意见。因为老年人的心肺耐力和肌力减退，且活动灵敏性，反应性也变差，容易发生跌倒等意外。尤其是患有某些慢性病的长者，擅自随意参加运动，很可能造成不良后果。

若长者患有高血压、心脏病、糖尿病、关节炎、腰肩颈酸痛、手脚关节急性扭伤等健康问题时，应就医诊治，并由物理治疗师指导合适的运动方法、运动强度及注意事项。

初次运动的长者，可参照下面摘录自"美国运动医学会"的问题评估：若均无下述情形，便可以从事轻度到中度的运动；若有任何一个答案为是，则应请教医生后再进行运动。

- 是否有医生曾告知心脏有问题，或进行运动前应请教医生？
- 在做运动时，是否会出现胸部疼痛？
- 上个月是否曾在周末运动时发生胸部疼痛？
- 最近是否有服用医生开的治疗高血压或心脏病的药？
- 是否曾因头晕，失去平衡或失去意识？
- 是否存在骨刺的问题且会因运动而恶化？
- 是否知道自己有任何理由不能做运动？

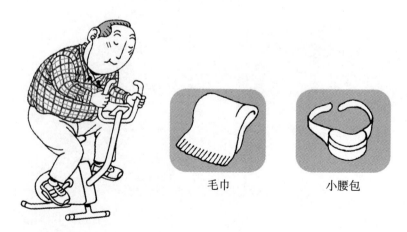

毛巾　　　　　　小腰包

运动装备要齐全

运动服 运动服应选择透气、吸汗的。这样，不但可及时吸去汗水，不致使长者汗流浃背，导致着凉，而且还可帮助长者将身体散发出来的热气散发出体外，使身体长期保持干爽。

毛巾 长者任由运动时流出的汗水留在皮肤，不但容易着凉，而且汗水发出的异味，也会令周围的人反感。一条干爽的毛巾可帮助长者拭干汗水，使长者身体十爽、避免着凉。

运动鞋 长者的运动鞋宜选择轻便、防滑兼透气的鞋子。同时，长者还必须穿上厚的、吸汗的袜子。防滑的鞋子可使长者不易跌倒，而袜子可防长者脚部直接与运动鞋摩擦，使脚免受伤害。

清水 长者必须谨记，若连续做 1 小时运动，须补充水分，以预防流汗所致的水分流失。据数据显示，每做完 20 分钟的运动后喝水，可以增进体力，也可应付运动的需要。

小腰包 小腰包可装载长者的日常物品，如钥匙、身份证、零用钱等。运动时，长者切忌随身携带太多及太重的物品，以免加重身体的负担。

随身听 当长者做一些较沉闷的运动动作时，如健身单车，若能一边听音乐、一边做运动，可令长者在不知不觉间，度过运动时光，也不会觉得运动的艰辛。

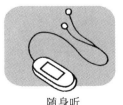

随身听

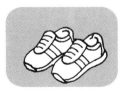

运动鞋

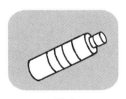

清水

合理调配运动时间

运动时间和运动项目需根据季节变化，做适当的变换和调节。夏天，气温较高，患有心脏血管系统疾病的长者，应选气候清凉的时间运动，并避免剧烈运动，可做柔软体操、散步或太极拳等。冬天，天气严寒，患有呼吸系统疾病的长者，如患有慢性气管炎、肺气肿、哮喘、冠心病等，在刮大风和天气阴寒时，应停止户外运动。因为，这时空气中的含氧量和气压都有明显变化，将会令呼吸系统疾病加重。

饭后最不宜运动，因血液会被调往消化器官，用以帮助消化系统的工作，如同时又要支持肺部运动，则会使消化系统的支持不足，经常如此，则会引起肠胃病或消化不良等。因此，长者在饭后1~2小时运动较为有益。

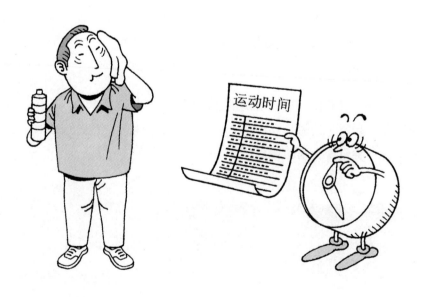

选择适合的运动项目

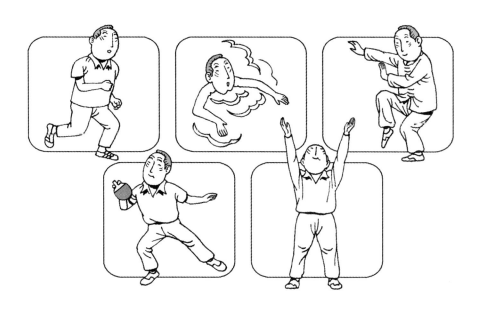

简单来说，长者必须按年龄、体质及运动习惯，选取适合其需要或运动量较少的运动，并且还需在医生的指导下进行运动，以此预防高血压、糖尿病等病患的侵袭。

可供长者选择的项目

• **慢跑**　慢跑是可以增强心肺功能的最佳运动，只需量力而为及控制运动的速度。虽然，慢跑是一项较温和的全身运动，但长者还是应该在每进行20分钟锻炼后便进行休息。

• **游泳**　游泳是一种不负重量的运动，对患有关节及背痛的长者，甚为有用。长者宜采用蛙式或自由式作慢泳，下水前切记要进行热身。

- **太极拳**　太极拳可促进经络运行，有行气活血及宁神、灵活关节的功效，由于它属有氧运动，长者即使长时间打太极拳，也不会加重心脏的负荷。

- **体操**　由于体操动作较为柔软，故运动量较低，比较适合长者。而且其对长者舒展筋骨，舒缓关节痛楚，有一定的作用。

- **乒乓球**　乒乓球是很多长者酷爱的运动，此项运动不但可增强长者的反应能力、心肺功能，而且还可帮助锻炼手及腿部的肌肉，保持关节的灵活性。打乒乓球时。长者的"马步"必须稳健，避免跌倒。

选择项目要因人而异

- **脑力劳动者**　四肢不勤，整天伏在案头工作的长者，极易患上神经衰弱、高血压、心脏病、糖尿病、胃病、消化不良、便秘等病患。这类长者宜选择一些全身运动，以增强心肺功能，如步行，游泳、登山等运动。

- **体胖的长者**　为防止脂肪积聚，影响健康，此类长者可选择柔软体操、步行、下楼梯、游泳或骑单车等运动。

- **瘦削的长者**　如果体质许可，此类长者可进行俯卧撑、引体向上或器械体操等运动，用以增强肌肉力量。体力较差者，可进行体操、缓步跑、游泳等项目，借此加强消化吸收功能，增强体质，壮实肌肉。

- **体弱多病者**　由于体质差的关系，此类长者实在不适宜作一些剧烈的运动，宜按部就班，从运动量少、缓和安全的运动开始，如太极拳、散步、保健体操等，待体能适应后，再慢慢增加运动量。

长者最佳运动项目

好处多多的步行

许多长者认为只有年轻人那种蹦蹦跳跳的方式，才能达到强身健体的目的。其实这是一种错误的认识。平缓的运动如步行，一样可以强身健体。

步行可增强长者的血管弹力，减少血管壁破裂而导致的脑溢血及中风的可能性。步行可增加四肢的运动量，强化长者的肌肉力量，促进血液循环，保持新陈代谢的功能。同时，步行对患有关节炎及肩周炎的长者也有裨益。

此外，步行也能帮助长者减少体内脂肪，降低血压；还能减少激素的产生，以及过多的肾上腺素所引起的动脉血管疾患。据医学界人士表示，若长者能善用步行达到运动的效果，是可以帮助预防心肌梗塞、肥胖与骨质疏松症的。当然，长者勿贪运动的效果，而一时逞强，须量力而为，否则会适得其反。

事实上，普通的步行和健身步行不同，若只是慢步，肌肉的运动量较小，因此效果不大；要增进健康，步行时步伐要比平常大、速度较快，时间也要更长。

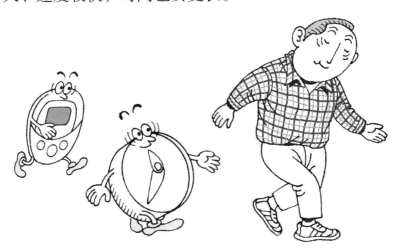

通常，步行健身要每分钟90~120米的速度，每天步行40
~50分钟，每周3~4次，手臂摆幅要大，步伐长度要有身长的
45%~50%，每分钟心跳数保持在最高心跳数（220减去年龄数）
的60%~70%之间。为安全考虑，长者也需事先征求医生的意见。

若要运动得到最佳效果，长者步行时应采用将腰部重心置
于所踏出脚上的方式。走路时如使全身的肌肉都得到运动，将
有助于减轻腰痛、肩痛，增强内脏功能；臀部和大腿内部肌肉
的活动量若增加3倍，则有助于减少体内脂肪积聚。

虽然快速步行有助于提高心肺功能，但长者也不宜汗流浃
背地拼命走路，应配合体力慢慢开始，不能只求效果，而不顾
自己的健康状况。

长者跑步须留心

跑步是一项有益身心的运动，它简便易行，只需要一双跑
鞋，便可开始。和步行一样，跑步也有着诸多的好处。但针对于
步态日益迟缓的长者，它又是一项非常特殊的运动。进行跑步前，
长者须考虑自身的身体状况，切勿强行为之，以免引来不良后果。

长者跑步前必须先征询医生的意见，患有高血压、心脏病、
严重心律不整，血糖过高或过少的糖尿病者，患有肾脏、肝脏
机能不佳者，患有哮喘或身体过胖的长者都是不宜进行跑步的。

长者长期、过量饮酒，强行跑步是很容易引起血管硬化，心跳
加快的。同样，若长者长期吸烟及吸烟过量时，跑步便很容易
引起心脏冠状动脉强烈收缩，而导致供应心脏的血液量减少。感
冒发烧时，长者跑步容易引起并发心肌炎及肺炎。饱食后跑步
会抑制消化液分泌和消化器官的蠕动，引起消化不良或肠胃疾

患。此外，热身运动不足或没有养成跑步习惯的长者，也不宜突然开始高强度的跑步。

太极拳

由于太极拳注重"马步稳阵"，肢体运作强度属于中度，冲击力低，又讲求生理与心智的和谐融合，完全符合长者的体能与体力。

香港中文大学研究发现，如果长者持续每星期 5 天，每次练习 45 分钟太极拳，不但能增加肌肉的力量和弹性，而且对于预防长者常见的骨质疏松症，有着显著效果。另外，由于太极拳是一种节奏较慢的活动，对帮助长者锻炼深呼吸及预防心血管疾病有帮助。

另一方面，倘若长者同时配合其他体能活动，如游泳等，可以起到事半功倍的防老效能。

如果说锻炼肌肉的运动是刚性的，那么太极拳则主要是锻炼身体的柔软性。由于其动作缓慢有致，"耍"起来时，长者可稳站地上，无跌倒之嫌，故甚适合长者的体能。

除动作缓慢、柔和外，太极拳也讲究呼吸的调顺，去除思想杂念，从而起到放松身体的作用。因此，太极拳也可用来治疗因精神紧张而引起的各种慢性疾病。

倘如长者长期缺乏劳动和运动，长困室内，比较容易患上精神紧张症。太极拳对长者的情绪不安甚至忧郁、孤寂等，也有一定的松缓及宁神的作用。

游泳

不管长者是强壮或虚弱，健康与不健康，游泳是一种能够在最自然的情况下维护健康的运动方式。它能够使长者增强体力，保持健康，延缓老化。

有以下四类情况下则不宜游泳：

● **空腹**　当长者有饥饿的感觉时，其体内的血糖会降低，加上剧烈的水上动作，便很容易出现头晕、四肢乏力等症状，严重时还会有昏迷的危险。

● **饱肚**　饱醉食滞后，长者体内的血液会流向肌肤，胃肠的血液就会减少。饱食后如立即游泳，不但会影响食物的消化和营养吸收，还会让人的反应变得迟钝、倦怠，而这对于游泳者来说是非常危险的。

● **剧烈运动后**　在体力大量消耗后，人处于极度疲乏状态，反应力、协调性都会有所下降，很容易发生抽筋等问题。

● **服药后**　长者若身体不佳，如感冒时，在服药后强行下水，一旦药力发作，便会有昏睡及不能自主的感觉。

夏季游泳防感染

炎炎夏日，习惯以游泳达到强身效果的长者，多喜到海滩或泳池畅泳，但如何避免被水中成千上万的细菌与病毒感染，也是长者非常关切的问题。

首先，为避免踏进海水或池水时，将身体上的微生物带进水中，影响水质，长者宜于每次游泳前后淋浴冲身，洁净身体。

下水前，长者最好戴上泳镜，以免污水或池中氯气刺激眼睛；耳朵也应戴上耳塞，防止入水。若不慎入了水，长者只要用棉花棒吸干耳朵表面的水便可。

若发现海滩水质太污秽或泳池人太多时，最好不要下水。事实上，海水或池水若含有太多污物或病毒，长者不慎饮下几口时，便会增加被感染的机率。

若长者患有传染病(如肠胃病、红眼症、耳炎、耳膜破损、皮肤疾患、肝炎，或身体有伤口）时，须暂停游泳。因为除会将这些病传染别人外，也会因水质不佳，令病患更难痊愈，伤口还容易发炎，病情加剧。

冬泳须量力而行

惯于长期游泳以作强身健体的长者，相信即使在寒冷的气温下都会有"无泳不欢"的感觉，仍然坚持冬泳的习惯。坚持冬泳虽然难能可贵，但务必量力而行。须知人体的体温须维持在37℃，若长者受冷，体温降至35℃时，便会出现暴寒症，轻则会头晕、面青唇白，严重者更会引致心脏衰竭等严重疾病，甚至死亡。

喜好冬泳的长者，无论身体状况如何，必须定期作身体检查及征询医生的意见，以便能量力而为。

下水前，长者需穿着外套进行至少 10 分钟的热身运动，如慢跑，拉压肌肉等。运动学上，任何人参加一个在不同环境下进行的活动，必须花至少 3~5 周的时间去逐步适应，冬泳也不例外。

无论如何，长者冬泳时，宜分段进行，即游 10 分钟便上岸并为身体保暖，若发现身体有不适感，便要停止。当然，若长者未开始冬泳就自感不适的，便须立刻"休战"，因身体的精力已用作对抗不适的源头，是难以同时兼顾对抗寒冷的气温的。为安全起见，长者是绝对不宜独泳或远离同伴的。为能让同伴看见，宜戴上颜色鲜艳的泳帽。

为能补充体力，长者必须多进食含丰富淀粉的食物，如饭、面、面包等，以使身体吸收并作储存，再转为能量，增加身体热能。空腹游泳也是绝对不允许的，当然饱肚游泳也是要戒除的。

应对游泳时的不适

下水后，倘若长者中途突然感到头晕气促，小腿有抽筋现象出现时，勿强行继续在水中游动，应告诉在旁边的朋友，并迅速游回岸边或池边。长者出现头晕眼花或心慌气短的问题，可能是因为浮在水中，在水中站立不稳，加上不适应水对身体所产生的压力，又或是长者怕水的心理未能克服，以致产生上述的情况。因此，长者游泳前宜先克服怕水的心理，适应水压对身体的感觉，则头晕眼花不适的感受自然会消失了。

长者游泳时可能会有抽筋的情况，尤以小腿部分，这可能是长者游泳前热身不足、游泳过久而引致肌肉疲劳，也可能是体力不支，或身体突遇冷水刺激，甚至过分紧张等。处理的方法是长者切忌恐慌，以免引来意外，在告知同伴时，也应立即上岸，将抽筋的脚单腿站立，抽筋现象即可消除。

另一方面，久未下水或初泳的长者可能会出现腹部疼痛的现象，疼痛多出现在长者右上腹或左上腹的位置上。若问题在右上腹，长者只须用手压迫疼痛部位，痛楚便会逐渐消失；而在左上腹则多与长者的脾胃有关，他们可能是患上有关肠胃疾患所致，故宜先作出调理且游泳时勿太剧烈。

冬泳小锦囊

- 定期作身体检查，并征询医生的意见。
- 运动前必须补充体力，增加身体的热能。
- 运动前需做好充分的热身运动。
- 选择适合的地点进行冬泳，不要去太偏僻的地方。
- 长者应约好同伴，不要独泳或游得太远。
- 为安全起见，游泳时长者宜戴上颜色鲜艳的泳帽。

居家运动

很多年长者都误以为运动是年轻人的专利，随着年龄的增长，长者实在没有太多体力去应付的。事实上，长者是可按其体力，于日常生活中作出各种适体的运动的。

肩部运动

长者可立刻放下身旁事务，离开椅子，双脚八字形站稳地上，双手叉腰；去除心中杂乱思绪，待呼吸平缓后，左肩慢慢往上提，有誓要碰到耳朵之势，至肩不能往上提为止。与此同时，右肩要尽量向下压。接着右肩也是一样，做如左肩般的动作。当然，同一运动，长者也可以两肩同时往上提，及同时向下压，或三种交替练习。

做此肩部运动时，长者应注意呼气及吸气。如第一种运动，提左肩时吸气，提右肩时呼气；第二、三种运动时，提肩吸气，下压呼气。

腿部运动

一种运动是双脚八字步站立，双手叉腰，站于梯级边。吸气时，左脚向上提，使身体重心放在右脚上，呼气及站定片刻。然后，右脚支持身体，左脚向下落地站稳，还原八字步站立。左右脚交替进行，注意呼吸。长者练习此运动时，须站稳脚步，免跌倒；同时每次当一脚落下时，另一脚的脚跟应尽量向下压，使之低于脚掌，相信更可起到运动效果。

另一种运动是原地八字站立，双脚直立，两手叉腰，让重心放在脚掌上，缓缓吸气之余，踮起脚跟至小腿彻底收紧，稍停一会；然后慢慢呼气，徐徐放下脚跟，至先前状况为止。

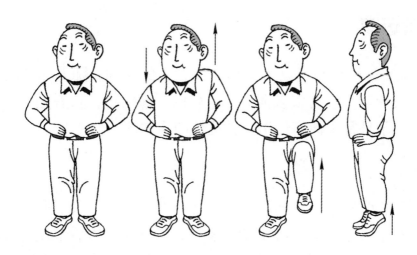

全身运动

　　长者在梳洗前先做一个简单的屈膝动作，同时收紧臀部和大腿肌肉，但膝部不要弯曲小于90°，以免跌倒，为能有更佳效果，也不要抵着梳理台边借力。

　　长者宜将双脚分开与肩同宽，趾尖向前或微向外，而臂须向前伸，以扶着梳理台求平行。脊骨和颈要挺直，并收小腹，慢慢屈膝，保持膝在趾尖之前，背伸直后，头要抬起。然后，长者慢慢自然还原至站立姿势，这时切勿锁紧膝部。长者可量力而为，每天尽可能把握机会多做。

　　当长者的腿变得强壮有力时，便可随时随地练习，只需把臂伸向前以平衡身体。当熟悉以上健身法后，才可进行以下较吃力的练习。相信收效也会更大。这次不同之处是要屈膝，慢慢把重心放在右脚，然后左脚自然伸直，脚掌平放，绷紧左臂，收小腹、颈和脊骨伸直。须左右轮流交换，根据体能来决定做的次数。

　　掌握以上这些不会流汗的健身练习后，长者毋须因家务忙而无暇健身。就算在家里，也一样可以锻炼身体。

登山远足

不懂太极拳，或什么十八式也没有关系，只要双脚灵活，登山也是一种很好的运动方式。许多长者都说，正是登山治好了他们多年的老毛病。勤于此运动，会令长者终年少患感冒。

长者登山在走平路时，有健行的好处；在上斜路时，又有像跑步时所产生的那种能够摄取大量氧气的好处。登山还有健行和跑步所没有的好处，因为它是要挥动双手，才可使身体平衡，所以除了腿以外，手也有了运动的机会。

衣着装备

• **上衣**　由于需要暴露在太阳光下，长者宜穿长袖衣物以防晒伤。秋凉时分登山，更易着凉，因此需要注意保温。

• **裤子**　无论任何时候，长者都应穿长裤以保护双足，避免被植物或昆虫所伤，但裤子不宜太厚或太窄，以免妨碍散热及活动。

• **登山鞋**　长者宜选购有防水、透气、吸震功能，并且鞋

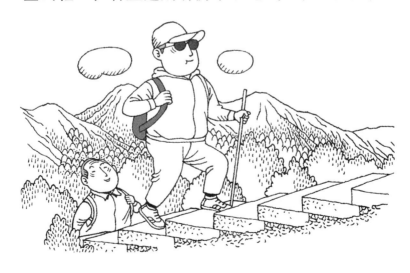

底有软垫及防滑的登山鞋。鞋子宜宽松，再加上一个保护软垫，并预留适当的屈折位最为理想。

- **厚棉袜** 长者宜穿远足袜，以减少足部与鞋之间的摩擦。帽沿方面以能吸汗的全棉料子为佳。

- **遮阳帽** 登山时，长者所配戴的遮阳帽，必须有顶，也必须有帽沿，以阻挡太阳直照头部，引起中暑。

- **墨镜** 由于远足时，面对烈日强光，长者必须选购 UV 镜片太阳眼镜，以过滤紫外光，避免对眼睛的伤害。

- **登山服** 登山服必须能防风、挡雨、透气并具保暖功能，以防天气转变的需求。

- **背囊** 为使双手可保持身体平衡，长者宜选双肩背囊，较手提袋或单肩袋好，节省体力以应付旅程。

求救装备

- **有关基本数据** 长者必须带备远足地附近的交通、救援机构等数据，以备有问题时可短时间乘搭交通工具往救护站求救。

- **指南针及地图** 指南针及地图可帮助长者确定自己身处的位置，用以通知有关人士伸出援手。

- **哨子和手电筒** 哨子可吸引前来救援的人员，尽快找到长者的位置，故其声频愈高愈好，能防水的也更佳。手电筒晚间可用来照明及发出求救讯号，有闪光功能的较好。

- **色彩鲜明的衣物** 勿选用绿色（因易被周遭绿草所掩）衣物，以能于郊野突显长者的位置，同时能保暖、防风、挡雨者为佳。

- **水壶及干粮** 水壶最少能带约 2 千克水为佳，干粮必须能充饥，以避免口渴及饥饿而晕倒。

- **急救药品**　包括药水胶布、消毒药水、三角巾、弹性绷带、扣针、治头痛、感冒和肠胃不适的药物等。

- **辅助物品**　如驱蚊液、收音机、针线包、打火机、多功能刀、纸笔及垃圾袋等。

- **求救电话**　在需要时可打120急救电话。

预防登山中暑

中暑是当长者长期在阳光下曝晒，导致大量出汗，体温骤升所致。若长者因疏于锻炼身体，变得虚弱，加上缺水，会引致呕吐。此时若情况严重，如昏倒及体温达到摄氏 40 度，未能及时施救的话，则会有生命危险。

导致中暑，其中的一个原因是缺水。若长者患有高血压及身体较虚弱时，有水傍身可补充身体失去的水分。若要避免吸收太多的阳光热量，长者宜穿着浅色长袖衣服以反射阳光。若戴帽子，则可免去头部"中招"的机会。此外，很多长者均误以为"赤膊"登山，会更凉快，有助于身体散热，其实这样不但不能令身体凉快，相反，会吸收更多的热能，加速身体排汗，造成中暑。

　登山中暑小锦囊

- 若长者不幸"中招"，必须先告知行友，及时带往阴凉及通风的地方休息；
- 帮中暑者松解衣服，用以帮助血液流通；
- 勿让朋友围观，以免阻挡空气流通；
- 实时喝水作补充，若是盐水或电解质更佳；
- 若身体因过度出汗而缺水，须马上送医院。

出外旅行是健身运动

当长者健康情况尚佳时，旅行是一项很好的健身运动。

旅行时间

在出行前，要注意长者欲往旅行地区的季节及天气，以及长者的健康状况。

对患心血管及呼吸系统疾病的长者来说，寒冷的天气出游应该谨慎，炎热的夏季也需要小心，以免引起中暑。春秋两季是春暖花开和桂花飘香的时候，是老年人旅行的最好时光。

旅行地点

选择的地点是否是长者所喜爱的，倘若是熙来攘往、车水马龙或黄沙漫漫、全无景点的地方，估计非长者所爱。要全程乘坐车辆，厕所难觅的地方，也不适宜长者前往。长者的体力日渐衰退，勿让长者跋山涉水，行程也不能太长，且要有较多休息的地点。长者旅行，最好能结伴同行，这样路途上可互相照应。此外，最好能帮长者准备一根拐杖，这样可帮助长者行远路。

携带物品

长者若有慢性疾病，如高血压病、糖尿病，须携带必需的药物。另外还要准备一些防止晕车、晕船和止泻、消炎或通便的药，还有一些伤湿止痛膏、酒精、药棉、红药水之类物品。出发前还要咨询医生的意见，以保障长者的健康。

春秋季节，天气的变化多、温差大，尤其是春季，早晚温差较大，长者须准备一些轻便、保暖的衣服，以便及时添换。一双合脚、松软、透气的步行鞋，也是会令长者旅程更加顺畅的。

注意事项

• **不宜一人独行**　据统计，年长者可能有着不同程度的慢性疾患，若参加长途旅行，便很容易疲累，受感染而犯病或跌倒。故宜让家人陪伴，以便照顾。

• **选择适合的旅行地点、天气**　勿让体力较弱的长者前往气温太热或严寒的地方，应该鼓励他们前往气温较凉快的地方，如当地为晚春、初夏或秋高气爽的时节为佳。若当地是疫区或卫生条件较差，再加上长者较为体弱时，惹上传染病的机率便会很高。

• **旅程适中，量力而行**　勿让长者参加旅程太长的旅行，同时行程不宜耗费太多体力，如爬山、整日走动或时间太紧迫。因为这样会造成长者过度疲累或精神紧张，因而也会使他们失去休闲及舒适感。

• **随身准备药品**　若长者需经常服食药物,报名参加旅行团时,必须请教医生及作出体格检查;出发前要带齐必服的药物,在行程中也要坚持服用；若能带上常服药物,也可作应急之用。

• **携带足够衣物**　如保暖衣服，以及手杖，以作长者遇冷时御寒之用及助步行防跌倒。

• **购买旅行保险**　这是保障长者一旦在外地患病或遇上意外入院，或需在当地就诊时，准备好意外支出，以作"守门"之用。

• **妥善保管财物及证件**　旅行途中长者还应妥善保管财物及证件，注意饮食卫生，睡眠时间充足等。

　　总而言之，希望长者在旅行时不仅能饱览大好风景，而且还能获得身心的愉悦。

运动须知

运动贵在坚持

事实上，运动时间的长或短，完全取决于长者的个人体能。有人可以每日做2小时运动，但有人只做15分钟便足够。但无论如何，运动带来的效益取决于是否有"心"，时间的长短其实并不重要，能持之以恒才是显现成效的关键因素。尽管长者每天只做15分钟晨练，但若风雨无阻，也可以收到很好的效果。

根据美国医学会的专家指出，维持人体的健康要素，适量的运动与营养是同等重要的。专家发现，每天急行 30 分钟，会有延年益寿的功效。而他们进行的一项为期 8 年的研究也显示，那些持续性地做适量运动的人，死于心脏病或其他疾病的机会，比那些不做运动的人低。研究还指出，无论调查对象健康与否、吸烟或不吸烟、罹患高血压或高胆固醇与否，都可从运动中获益。专家指出，缺乏运动的人，寿命较短。另外，那些患有高血压、高胆固醇或吸烟的人，若有经常做运动的习惯，会比那些没有运动习惯人的死亡率低15%。

可能很多长者都有一个运动的习惯，只是总觉没有任何收益，这时就要检讨一下是否存在以下问题。

• **运动量小**　长者只会随意踢踢腿、扭扭腰或略伸展双手，便算作运动。

• **运动是即兴的**　长者可能并无运动的习惯，可能想到时才去运动，而此次的运动，可能与上次已相隔一个月多了。试问这样的频率，怎会带来效果呢？

• **运动的动能不足**　若长者只作轻微的运动，而达不到流汗、心跳及呼吸加速的效果（注意体弱及心脏病患者必须咨询

医生的意见)，运动的功效是不会太大的。

据数据显示，为能保持健康，长者一定要养成运动的习惯，一般建议每星期最好保持 4～6 天运动，每天运动 30～60 分钟最有益。即是说要持之以恒，勿一时兴起，以免因一时剧烈运动，引发心脏病，甚至猝死。开始以运动作强身的长者，宜先让医生评估合适的运动量，方可按部就班开始。

晨练前应略进食

清晨运动是许多爱好养生，希望延年益寿的长者的习惯。这些长者多于早晨梳洗后，便出外运动，而忽略空腹做运动可能会引来血糖低而出现头晕的危险。

据数据显示，人在清晨起床时，血糖往往处于一天中的最低状态。此时，长者若进行运动，必会消耗体内肌肉和肝脏糖元。据悉，存于人体内的糖元总量共约 300～400 克。倘这些糖元全部氧化便可产生 1200～1600 卡能量。因此，若长者空腹时进行较长时间运动，便有可能消耗大量存于体内的糖元，而出现低血糖现象。这时长者便很容易出现头晕、恶心、眼发黑、全身乏力等症状，甚至出现胃饥饿性收缩，导致胃痛。

所以，长者不要在清晨空腹时，进行较长时间消耗热能(如跑步等)的运动，可以选择一些短暂性步行，或练太极拳等运动，时间约为半小时。体力较弱的长者，则应事先吃少量食物，如两片饼干或半个面包，以防血糖太低而引起身体不适，引起不良后果。

雾天、摸黑不宜运动

春天早晨，当冷暖空气相遇时，很容易产生雾气，长者不宜运动。

雾是由无数细小水珠组成，当中可能包含着一些可溶性有害物质，如各种酸、碱、盐、胺、苯、酚等，同时还会滋生一些有害的尘埃及病菌、病原微生物及异种蛋白等。

当长者在雾中跑步或做较为剧烈的运动时，极有可能吸入大量沾有有害物质的空气，因而可能引起气管炎、喉炎、眼结膜炎及一些过敏性疾病等。

摸黑做运动也是不适宜的。清晨太阳未出时，山林的空气质量较差，而绿色植物在缺乏阳光的情况下，无法进行光合作用而释放出大量的氧气。因此，长者在此环境下做运动，很容易出现身体不适，甚至诱发各种疾病。

若长者患有心肌梗塞、缺血和心律紊乱等顽疾时，由于清晨时分较易病发，故宜于早上稍后时间做些柔软体操的运动。若长者睡眠不足或身体不适时，必须停止。

别当"假日运动家"

运动有益健康是毋庸置疑的事实。但平日里家务繁忙而疏于运动，而只等到假期的时候才可活动活动筋骨，就成为名符其实的"假日运动家"。

专家警告，假日运动最容易让人在剧烈运动的时候，因未能及时适应而导致心脏病病发甚至死亡。尤其是在潮湿闷热的天气里，稍不留意便很容易"中招"。

习惯于"休养"，或长期处于休息状况的身体，如果突然做剧烈运动，身体多个部分包括肌肉、关节、心脏等负荷太重，会引来身体的诸多不适，而长者想要得到的运动效果也自然无法达到。

每周运动频率

长者最适宜的运动次数是每星期 3 次，每次半小时。这一频率，无论是对于心、肺及肌肉等部位均会比较容易适应。当然，当身体慢慢适应以后，长者可循序渐进地增加运动的时间。但当长者睡眠不足，身体疲倦，状态不佳时，就必须要量力而为，适可而止。遇有身体不适，应请教医生。

事实上，长者毋须专门选择时间才做运动，日常的生活中也可以运动，如以走楼梯代替乘坐电梯，乘车回家时提前数站下车，然后步行回家等等，这些日常生活中的运动方式，长者不妨一试。

冬日运动格外当心

严冬季节，长者在进行室内运动时，宜穿着通风吸汗的衣服，并且适当地补充水分。无论如何，都要保持室内空气的流通，勿紧闭门窗，影响呼吸。当进行室外运动时，长者必须审视当天的天气状况，并及时添加衣物，以防着凉。气温下降转寒时，应戴上口罩或围巾。天气恶劣时，长者宜留在室内运动，且量力而为。

呼吸要有道

当长者运动时，最好用鼻吸气，以防冷风直入口腔。事实上，当冷空气经鼻孔进入气管时，可增加空气的湿润度，避免气管因大量冷气涌入而不适，引发气管炎。而呼气方面，则可由口腔呼出。

运动时喝温开水

长者运动时宜喝温开水。因为冰水只会降温，令长者更感寒冷。长者也不要喝含糖分的饮料，以免对腹部造成压力，使运动时产生头晕、恶心的感觉。

做好充分的热身运动

冬日气温寒冷，尤其是清晨。当长者开始晨练时，身体的肌肉及血管会变得较为僵硬，欠缺柔软度，如果贸然运动，不但容易扭伤，还会令心脏因无法承受而出现呼吸困难，并引起晕倒的危险。故冬季运动前要先做 15 ~ 20 分钟的柔软热身运动，舒展筋骨、肌肉，并使心脏适应，以应付进一步的运动。

衣着舒适，注意保暖

长者最好不要穿厚厚的衣服做运动，而应选择多层的衣服，这样不但可使四肢灵活活动，而且感到热时，也可适量脱掉衣物。同时，运动衣物应以吸汗、宽松为佳，当然，不要忘记穿上舒适的袜子。

补充充足的水分

冬天做运动一样会使水分流失，故长者勿忘补充适量的水分，以便能促进身体血液循环，尤其是进行剧烈运动，更是如此。

保护好皮肤

在干燥及寒冷的气温下，长者最不宜在阳光下曝晒太久，因为这样很容易使皮肤受伤或爆裂，故要避免在阳光下逗留太久并及时涂上润肤霜。

要量力而为

长者要依据自身状况，量力而行地做运动。若有呼吸困难、气促、心跳过剧、肌肉疼痛及面色有异时，应停止运动。若持续感受不适时，应尽早就医。同时要注意身体的保暖，以防低温症的出现。

运动前后

运动前要热身。在不做运动的状态下，长者的身体肌肉和关节都较为僵硬，如果突然做猛烈的收缩或扭动，很容易令长者受伤，故热身运动最为要紧，同时也可使心脏的跳动及呼吸得以顺畅配合。热身运动时，长者最宜穿着外套，先做些如徒手操的运动，以提升肌肉的温度，然后才再进行伸展的动作，以助身体适应如慢跑的运动量。

运动后不宜立刻洗澡。长者运动后，尤其在炎热的夏天，一定想第一时间冲入浴室洗个痛快。殊不知，这可能会对健康造成极大的伤害。

长者运动后，心跳速度仍然甚为剧烈，血液依然在身体四处高速运行，此时脑部常出现血液供应不足的迹象。如果长者用冷水冲身，希望能起到降温的作用，是会使脑部血液供应更加不足而导致晕倒。

因此，长者在运动后应先用毛巾抹干身体，静坐 15～30 分钟，使身体"冷却"，待心跳恢复正常，有足够血液"泵"上脑部后，方可用水温在38℃～40℃之间的水沐浴。

运动中相关禁忌

● **勿选负重锻炼**　长者的肌肉因老化，多呈萎缩状况，而且神经系统协调反应能力也较差，负重锻炼容易使局部肌肉负荷过重，造成损伤。

● **勿憋气过久**　憋气时，胸腔内压力骤然升高，使心脏负荷加重，血液回流心脏不畅，易使长者有头晕目眩的感受甚至出现昏厥的现象。而血压上升，也容易使长者发生脑血管意外。

● **勿不停地运动**　若长者不休止地运动，而不愿停下来休息，则会使身体负荷过重，在负荷增加过快、过大的压力下，便会增加心脏负荷，容易引起头晕或心脏病发的恶果。

● **勿争强好胜**　长者勿与别人比高低而进行力不从心的运动，应要量力而为，心平气和，愉快从容地运动。

● **勿太饱或太饿**　饱食后，血液多流向消化器官以助消化；而在饥饿时，身体的血糖成分会较低。长者若于此时做运动，定会带来身体极度的不适。

● **对身体不适的症状切勿大意**　在锻炼身体过程中，如感到脉搏太快、心胸郁闷、头昏眼花、心律紊乱时，应立即停止，否则会引来严重的后果。

运动后的饮食禁忌

运动可消耗长者多余脂肪，帮助减肥，还可帮助长者锻炼体格，抗拒衰老过早来临。但是，运动后，饮食上若不稍加注意，也会给健康带来隐患。

● **大吃大喝**　不少长者总是认为运动时消耗了大量的体力，所以应该大吃大喝以补充身体所需。殊不知运动后大吃大喝，导致摄取的热量多于消耗的热量，使体内脂肪积聚，引发肥胖。非但没有起到减肥的功效，还有可能增肥。

● **以冰水解渴**　运动后，身体体温上升，身体发热、口渴，长者此时如喝进大量冰水，冰水经过的器官，如喉咙、食道、胃部等会急剧收缩，导致血压突降，轻则会引起上述器官绞痛或痉挛，重则会导致长者昏厥。正确的处理方法应该是，长者运动后应先休息一会，待体温回复正常后，再喝些温开水，且分量不宜太多。

● **多食甜品**　很多长者误以为由于运动时消耗大量热量，故多吃甜品可以补充体力。事实上，运动后吃过多甜食常常会引起食欲不振，容易使人疲倦不堪，影响体力的恢复。

● **畅饮啤酒**　很多年长男士，均喜欢在运动后畅饮啤酒，认为此乃人生一大享受。然而，啤酒容易使血液中尿酸量急剧增加，当尿酸值过高时，便会积聚在关节处，刺激关节，造成炎症，引发痛风症。

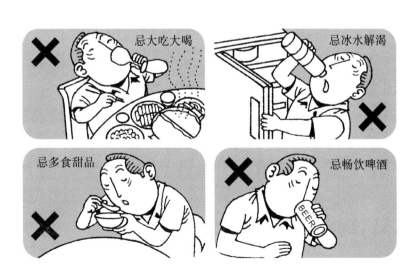

慎防运动伤害

慢性病患者运动注意事项

- **糖尿病患者** 糖尿病患者应避免早上空腹时便立刻出外晨练，或者从事过于剧烈的运动，应该在饭后 1 小时后，或是有人陪伴的前提下，才可运动。胰岛素注射者必须循序渐进地运动四肢，勿过于剧烈，以免一旦运动量太大，胰岛素吸收快，造成血糖过低。

- **高血压患者** 冬天早晨温度低，天气较为寒冷，长者应避免太早出门运动，并且要注意保暖。血压较稳定者可以从事慢跑、快走、骑单车、游泳等运动；血压控制不稳定的，则适合散步、体操等较温和的运动。

- **心脏病患者** 长者开始运动时勿操之过急，应循序渐进，以"运动、休息、再运动"的间断方式，慢慢增加运动量，天气寒冷时应避免运动。有心脏手术病史的人，请先经医生评估后再进行运动。

- **骨质疏松症患者** 患有骨质疏松症的长者，适合从事温和及负重状态轻的运动，如散步、快走、慢跑等，避免跌倒而造成骨折。运动时要确保步履稳定，以防跌倒。

- **其他** 退化性关节炎患者不适合爬山或者走长距离阶梯，可选择无负重状态的运动，如游泳、骑单车等，更要避免有些关节的过度运动及受压。视网膜病变患者应避免跑步、举重等激烈运动，经激光手术治疗的患者要先得到眼科医生同意才能运动。脑中风患者必须在医生或物理治疗师的指导下，才可以运动。

事实上，任何年龄及体质的人士都可以做运动，当事人应该了解自己的体质与能力，并在医生的指导下，做一些适体及适量的运动。

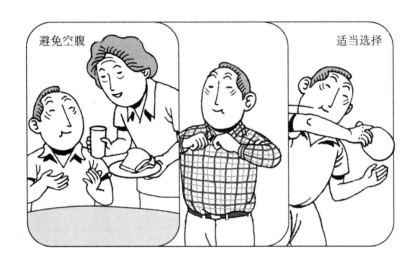

避免空腹　　　　　　　　　　　　　　适当选择

 安全运动小锦囊

- 长者运动前要有充分的伸展与热身运动，运动后也勿忘记作舒缓肌肉的活动；
- 当长者感到疲倦时，不应再作剧烈运动；
- 运动时，若出现头晕或呕吐等不适时，应实时停下休息，留意不适的发展，并告知护理人员；
- 长者勿存好胜心，要量力而为，安全至上；
- 注意正确及安全运动方法是要点；
- 若长者遇到意外，如滑倒或极度不适，包括面色大变、发冷、心跳剧烈及头晕呕吐等现象时，应立刻往急症室求诊。

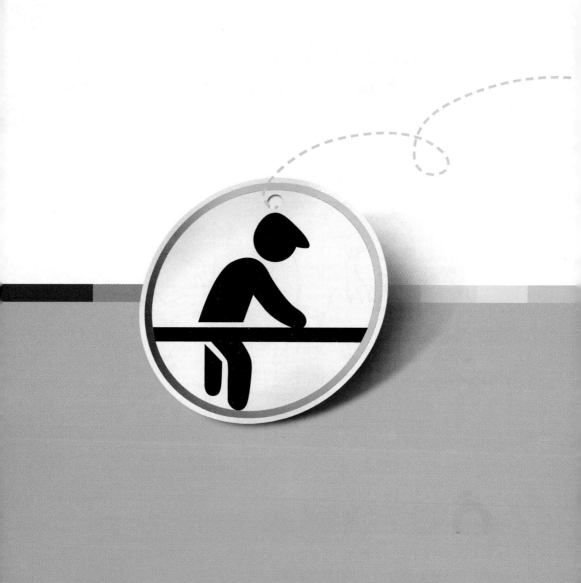

祛病篇

　　运动可减少患病的机会。适时适量的运动，可有效维持长者的身体功能正常运作，有助于加强长者的心肺功能，促进血液循环，减低患上糖尿病、心脏病、高血压、结肠癌等恶疾的机会。本篇介绍了长者参加运动的一些特点，使长者可以把握各项细节，自助自强，延年益寿。

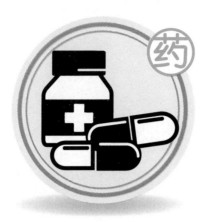

用药知识

　　即使是同一种食物，对不同体质的人也有不同的效果，更何况药效比食物强烈？所以对用药的安全情况必须审慎对待。还有服药的正确方式、服药后的宜忌细节，也是必须要了解清楚的，以免产生难以补救的遗憾。

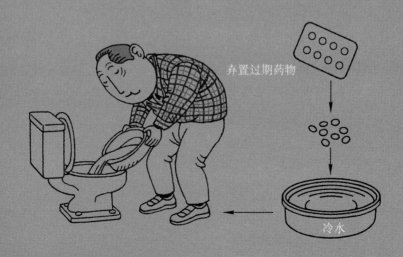

弃置过期药物

冷水

用药知识

医生开药时，应主动向医生告知长者的用药状况，例如是否遵从医嘱服食药物、长者服药后身体有无变化、是否曾到过其他专科领用药物、用药期间是否服用中药等，这些讯息有利于医生开药物时的考虑。此外，还需向医生道出长者对某些药物的过敏问题，以免医生开错药，导致长者发生过敏现象。

领药时，护老者必须确认长者的姓名、药品、数量、途径、用法。若有疑问，应当场询问派药的药剂师或医护人员。拿回家的药品需使用药品分装盒储存，将种类多或服药时间复杂的药物依服用时间分装在药品分装盒内，以确保服药的正确性。长者药物未完全服完时，药袋不要提前丢弃。药袋上常印有药品相关信息，例如药名、用法、领用日期甚至药品外观说明，倘若药品尚未用完即将药袋丢弃，很可能因此忘了药品的服法而错服药物。

用药剂量以小为佳

由于生理、社会、心理、环境等多种转变因素，长者对药物的不良反应是会随年龄增加而增加的，滥用药物的危害性也是显而易见的。因此，为保障健康，有必要掌握一些生理、心理的特点和变化规律，了解长者用药原则及有关药物的作用机理等。

服药术语小锦囊

- **一日服4次** 所谓一日服4次药是以24小时计，即是长者需每隔6小时服1次。
- **饭前、饭后服用** 要饭前吃的药是指吃饭前最少半小时；而饭后吃则指刚吃完饭；所谓饭后服意指餐后1~2小时。

用药剂量逐渐减少

药物经口服后，由肠道分解和吸收。因老年人吸收功能下降，常发生药物在体内分布不均的情况。此外，加上老年人肝脏供血的减少，使药物的代谢发生变化。老年人的肾排泄能力也有所下降，使得药物的分解变慢，导致在体内积蓄，从而更容易产生有毒的副作用。因此，长者用药的剂量，是应该随年龄的增加而减少的。

用药剂量低于成人

一般来说，60～80岁的长者，用药量应为成年人量的3/4至4/5，而超过80岁者，用药量为成人量的1/2。长者除维生素、微量元素和消化酶类等药物可以用成年人剂量外，其他所有药物，都应低于成年人剂量。这是因为老年人的肝肾功能减退、白蛋白降低、脂肪组织增加，若用成年人剂量，可能出现较高的血药浓度，使药物的效应和毒副作用增加。

长者的体能衰老、病理损害程度不同，平时用药的多少，用药的效果也都有差异，目前还没有相关的规律可循。护老者

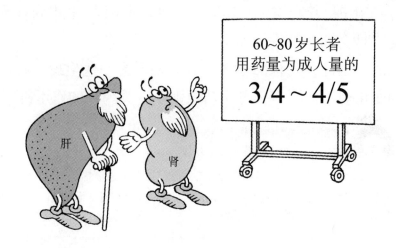

在医生处方下应明了：老年人只能采用小剂量原则，这是保障健康、维持治疗的重要策略。

服药时要注意饮水

很多长者误以为服药时，用开水吞服会冲淡药物的药力，减低药性，拖慢康复速度。故而，他们片面地认为尽量不喝水吞服药物可增加药性。

据医学界人士指出，药物中除了药水可以直接服用外，其余如药粉、药片或药丸等都必须饮水才能服下。充分的水不但不会使药性降低，反而有助于药物迅速溶解，使身体容易吸收，加快身体的康复。

任何药物在制成片状或粒状时，都必须加入凝结剂及防腐剂方能成形。如果因水分不足，这些物质定会刺激肠胃，引起便秘。因此，长者谨记在服药后宜多喝水或多进食蔬菜水果，以利药物的溶解及吸收。

服药小锦囊

- **注意药量** 有些药丸每次只需服半粒时，勿随意用手掰一半，以免使药丸一半大一半小，导致两次用药剂量不等。正确的做法是：用餐刀将药丸轻轻切成等量的两半。

- **遵医处方** 高血压、胆固醇及糖尿病等慢性病药物，长者须遵照医生处方服食，倘服食胆固醇或高血压药不当，可能会导致长者心脏病突发、心力衰竭、中风等恶果，也很容易危及患糖尿病的长者眼及脚部的毛细血管，造成失明或脚部肿胀溃烂。

- **报告服药情况** 每次复诊时长者要如实报告主治医生少吃的药物，以免令医生产生错觉，以为药物的分量不够而加重药量，结果令长者服药过量，对身体造成损害。

用药的注意事项

服药方法和时间

长者必须清楚所服药物的服用方法，例如口服、嚼碎后吞服，含在舌下、喷雾吸服、外涂、肛塞等。

- **服用方法** 当药丸必须整个吞服时，切勿磨碎进食，因为此类药片藏有整天所需的药量，药力才能慢慢发挥其治病疗效。如果长者因缺乏唾液，无法吞咽药物时，可尝试先喝一两口温水，湿润喉头，再将药丸混和温水吞服。服药时，宜请长者站立或坐直进行。当然，有些药片是放在舌底的，故请提醒长者让药物在舌底下慢慢溶化，因为吞食便会失去药片的功效。

- **服用时间** 此外，药物的服食时间也有讲究。服食抗生素药物，应于餐前一小时服用。每次吃抗生素药物，必须完成整个疗程，否则未曾消灭的病菌会变得愈来愈顽强，当长者再服同样的抗生素药时，便会失去效力或要加重分量才能发挥正常药力。长者服食抗生素药物时，切记依时服食，即使在深夜也最

服药小锦囊

- **专一服用** 长者同一时间不宜服用多种药物，以免药物互相干扰。例如治疗心脏衰竭药不宜与利尿药同时服用。

- **不擅自增减** 长者不可擅自加倍服用觉得有效或曾治愈亲友同一病症的药物，因为前者可能会引致药物中毒，而后者的药物也未必适合长者病情的所需。

- **保留数据** 药物应保留在原有的药袋内，因药袋上清楚注明药物的剂量、服食时间、药物名称、数目及发药日期。故勿将所有药物放入同一瓶内，这样很容易引起混淆，尤其是同一颜色的药物，更要细心分辨。

- **分开放置** 长者药物勿与家人药物同处放置，以免长者误服。长者服药时，需在光线充足的情况下进行，否则很容易出错而误服药物。当长者服药后有头痛、腹痛或过敏现象时，应停止服药，并立刻请教医生。

好预先校对闹钟，依时服药。由于伤风及消炎药会令胃部不适，故最好让长者于饱肚时服用。如希望糖尿病药发挥预期药效，长者最好在餐前约15分钟食用。降胆固醇药最好是在晚上服用。利尿药则最好于日间服食，以免晚上排尿次数太多而影响睡眠。

服药须知

• **服药须经医生指导** 若长者患上高血压、高胆固醇和糖尿病等慢性疾患时，是不能随意加减服用药物的次数和数量的，因为这些病症是要长期服药控制，以防止出现并发症。有些长者误会医生鼓励其自行量血压、血脂和血糖的用意，当长者在量度时发现读数有所变化，便自行调节药物的剂量。其实，这些数据只供医生诊断时起参考作用，具体的治疗处方也需医生仔细观察和分析后，才能做出。以服用哮喘的药物为例，长者必须知道它有预防和救急舒缓两方面的疗效。用以预防方面的哮喘药，如类固醇，能缓和气管发炎，但不能实时抑制病发，是需要长期服用，方有预防哮喘发作的功效；用以救急方面的哮喘药，是可用作实时扩张气管，以舒缓病发时的不适。两类药物患者要一并服用，方可控制病情。然而，很多长者误以为只需服用救急类药物便足够，而忽视预防类，从而导致病情恶化。

• **根据病情调整用药疗程** 老年人肾功能减退，肾脏血流量减少，对药物和代谢产物的滤过率减少，故在使用由肾排泄的药物时，一定要遵医生指示，注意服用量。用药疗程越长，越容易发生药物蓄积中毒，还可能成瘾和产生耐药性，如泻药和利尿剂可引起严重低血钾症；安眠药久用也会产生依赖性等。所以，长者用药疗程，应根据病情及医嘱合理缩短。

● **同时用药不超过5种**　据统计，同时使用 5 种药物以下的，药物不良反应发生率为 4%，6～10 种为 10%，11～15 种为 25%，16～20 种为 54%。当长者用药超过 5 种时，护老者应征询主诊医生的意见，以及提供药品不良反应等问题。凡疗效不确切、耐受性差、未按医嘱服用的药物，可考虑停止使用；如长者病情严重，需要使用多种药物时，在病情稳定后，仍应遵守使用 5 种及以下药物的原则。

● **服药后不宜立即卧床**　年老体弱的长者，一旦患病，他们多喜服药后立即上床休息，以望能早日药到病除，恢复健康。若长者服用胶囊类药物，如饮水不足就立刻上床休息，会导致药物黏附在食道上，不能及时进入胃中。药物溶解后腐蚀食道黏膜，造成食道溃疡，情况较轻者会吞咽疼痛，严重者则可能出现血管受创出血。

所以，长者患病后服药时要多喝水，尤其是胶囊状药物，同时避免吃完药就平躺就寝，这样才能预防服药所引发的食道溃疡现象发生。

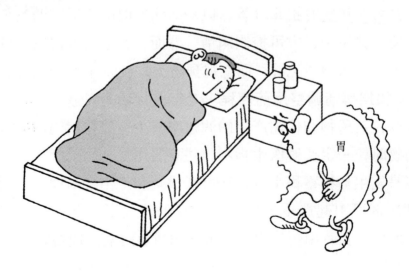

胃

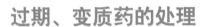

过期、变质药的处理

长者的药物如药丸类应存放在阴凉的地方，以免药物受潮。流汁性的药物，如止咳药水则必须冷藏。每种药物必须于期限内服用。眼药水等药物应该在开盖一个月内用完，期间最好冷藏。

过期药物必须弃置。如果药物未有期限，最好于满半年后扔掉。吃剩的药物，如果尚未到期，请拿回医院的药物回收处处理，不要随便当成一般垃圾弃掉，以免因药物的化学成分而污染环境。

弃置药物可有下列处理方法：首先将有锡纸包装或盒盖的药物全部拆掉后，再将药丸放在冷开水中浸溶（勿将之放在热水中，因为会有挥发的作用），待药丸溶化后将之倒入厕所冲掉。

鉴别、处置变质药物

鉴别所服药物是否变质，是非常必要的。倘若一不小心服下过期的变质药，后果将不堪设想。

● **片剂** 倘有变色、发霉、有异味，或药片呈松散、变形、出现斑点或附有结晶，或糖衣片互相黏连等，则为变质药，不能服用。

● **胶囊** 若发现胶囊破裂、发霉、变软及胶囊混浊等，不能服用。

● **丸剂** 发霉、黏连、变色、变形及有异味等问题的药丸也不能服用。

为保障长者健康，若发觉药物已变质，应前往医生处更换药物，以免停药而影响健康。为避免药物变质，应将药物贮藏于通风、不易受潮且阳光不能直射的地方。

了解药物的效用和副作用

分清对症还是对病

长者必须认识药物的针对性，即药物是针对疾病的根源还是针对其带来的症状？

若是针对病源时，需依指示按疗程定时服用，因为这类药物是用于杀死引致发炎的病菌，长者如因病情舒缓下来便过早停药的话，不但不能彻底消灭病菌，更会令病菌"变异"，产生耐药性，非但不能治疗疾病，还会使其恶化，需医生改用更强的药物来对付。

若医生的处方药是针对病情带来不适的症状，如作止痛、退烧、收鼻水、止晕、止呕等功用，则病症消失后，长者便可停服此类药品。

选择中药还是西药

老年人代谢下降、反应迟缓是其生理特点，因此用药时就需更讲究。事实上，对急性病，用西药能使疾病迅速得到控制，而后采用中药调养；对慢性病，则以中药治疗为主。传统观念认为，中药比西药作用缓和，副作用少，老年人使用中药治疗更为安全些。当然，有些中草药毒性较大，使用不当，也常会引起中毒。因此，在使用有毒性的中草药时，必须严格遵从医嘱。

分清药物的副作用

药物的副作用可分为三种，即常见、罕见及严重。必须留意服药后的反应，若掉以轻心，可能会导致死亡或器官的永久损坏。但所谓的"副作用"也需仔细辨别是有益的，还是有害的；是药物所引起的，还是其他原因所引起的。如长者在服药期间吃了不洁食物而腹泻，这腹泻就不一定是药物引起的了。此外，有些副作用并不一定是负面的，如服感冒药常见的昏睡情况，正是帮助长者获得更多休息时间，加快其康复。

有些长者过分紧张服用抗生素后出现的不适，如肠胃不适、呕吐、皮肤出现红疹或敏感等副作用，而放弃服药。但显而易见，这样并非呵护健康之举，势必会影响身体的康复。倘若长者未经医生证实对某些抗生素过敏，而仅凭个人有限的知识而擅自停药，也是非常不明智的。另一方面，如果发觉服用药物后而出现过敏，而擅自购买成药以缓解不适，这不但会令长者病情恶化，加重身体(尤其肝脏)的无谓负荷外，还会引来其他副作用。

故长者服用药物治病的时候，宜对药物及其副作用有所认识，在服食任何药物前，应咨询医生或注册药剂师的意见，以保证药物的正确使用。

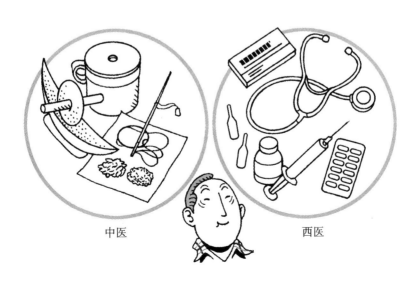

中医　　　　　　　　　西医

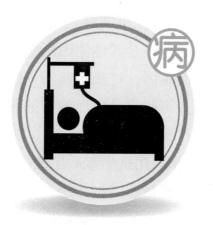

疾病治理

在日常生活中，长者往往会因一时疏忽而轻视身体的一些征兆，以致任由问题恶化而伤害健康。其实在老化过程中，长者的身体机能日渐退化，对外界刺激的耐受力也大大减低了，所以应鼓励长者关注身体健康状况，及早作出防病治病的行动。

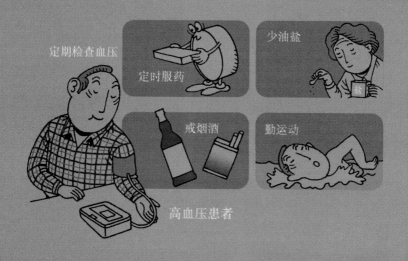

定期检查血压
定时服药
少油盐
戒烟酒
勤运动
高血压患者

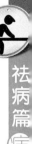

心脏病

心脏病的诱发因素

- **爱吃肥肉**　肥肉含饱和脂肪量高，长者进食过多会令血内胆固醇水平上升，阻塞心脏，影响血液循环，进而引发冠心病。长者应少吃肉，或选择瘦肉、鱼类。

- **对高脂食品不设防**　加工肉类如腊肉、香肠，零食如雪糕、蛋糕等，这些食品均含大量的脂肪，与肥肉不相上下。

- **不知何谓低脂、脱脂食品**　在选购食物时，没有细心阅读食物标签，不比较食物的脂肪含量，这也是不妥的。因此，在选购奶类食品如芝士、奶酪、雪糕及各式沙拉时，看它们有否提供低脂及脱脂的选择。

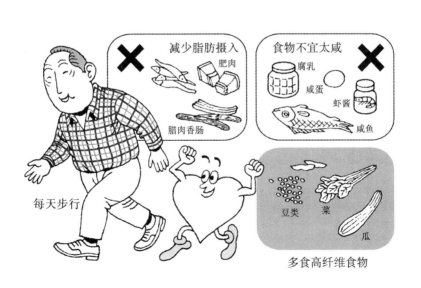

减少脂肪摄入　肥肉　腊肉香肠

食物不宜太咸　腐乳　咸蛋　虾酱　咸鱼

每天步行

豆类　菜　瓜　多食高纤维食物

● **喜用油煮食**　如免不了要用油煮食，则建议不要用动物油，如猪油、牛油、鸡油等含高胆固醇油类煮食，可选用不含胆固醇的植物油，如花生油、大豆油。烹饪方法可多选用蒸、焗、烤、白灼等。

● **喜吃咸而有味的食物**　喜吃含盐分高的食物，如咸鱼、咸蛋、腐乳、虾酱，这会增加长者患上高血压，冠心病的机率。因此，为增加饭菜口味，长者可选用姜、葱、花椒、八角、柠檬汁等作调味料。

● **不喜高纤维饮食**　不喜进食瓜、菜、豆类做的菜或以水果做的小食，甚至麦包、红米等也拒绝食用。殊不知，此类含高纤维的食物可降低血液中的胆固醇含量，有助于减少患上冠心病的机会，若长者进食量不足，是会影响健康的。

步行可防心脏病

每天若能出外步行，是很好的运动方式，而且对预防心脏病大有裨益。

根据美国心脏学会一份研究报告，每天步行3000米，就能够降低一半的心脏病发病率，若再增加500米，则心脏病发病率还会减少 15%。究其原因其实很简单，因为有规则的步伐是有助于降低胆固醇含量的，让长者保持健康。

高血压

　　高血压是长者最常见的病症之一。初期大多数患者可能全无病征，之后患者开始感到头痛、头晕、失眠、呼吸短促、颈部酸痛，若患者处理不当，可能会有中风、冠心病、心脏功能衰竭等严重后果。

　　数据显示，因高血压而导致心脏病的人，由于血液循环功能减退，肠胃道容易瘀血水肿，影响消化吸收，所以应进食易消化的食品，少吃油炸食物。在日常饮食中，患者宜进食含蛋白质多的食物，如鱼、牛肉以及复合维生素B和维生素C的食物等，另外多做运动，以增强心脏功能。

　　高血压是长者常见疾患，也是长者的无形杀手，若控制不当，可能会引发各种并发症，如心脏衰竭、冠心病、肾衰竭及中风，甚至死亡。患者除须遵医生指示，定期服药外，切勿因年长者味觉迟钝而在日常饮食中，贪一时之"口福"而"加盐"。

日常护理

- 定期去医院复诊及检查血压，自行学会量血压，以检视及保持血压的正常；
- 依时按照医生指示吃药，不随意停、增或减药量；
- 将菜中放的盐分减少到原来的一半；
- 拒绝高脂食物，以及炒、炸、油煎等食物；
- 喜爱饮食，但不过饱；
- 不抽烟、不喝酒；
- 勤做运动；
- 心平气和，不动怒。

少盐饮食

调查发现，进食过多盐分，可引发高血压。在日常的饮食中必须清淡，要留意"减盐"，以防范高血压。美国哈佛医学院提出九种"减盐"的饮食方法，喜好"加盐"的长者，需格外留意。

- 购买新鲜、冷冻或罐头蔬菜，而非盐渍蔬果；
- 吃新鲜肉类，少吃腌肉或罐头肉；
- 煮食或调味时，戒用盐并选用香料；
- 煲粥、煮饭或粉面时不要加盐；
- 少吃方便面及即食加味的面类制品；
- 进食罐头食品时，可先用水冲去过多的盐分；
- 只购买标示有低钠或不加盐标签的食品；
- 选取含钠量低的早餐麦片；
- 以蔬果代替薯片等含盐及咸的小食品。

少喝咖啡

长者一旦患上高血压后，若继续多喝咖啡，除影响其情绪、破坏人际关系外，更会导致其血压上升，危害健康，引发中风的恶果。事实上，长者每天只需喝一杯含 100 毫克咖啡因的咖啡，就可增加大脑的活动量，刺激神经中枢系统。倘若性格倾向忧郁的高血压长者多喝咖啡，焦虑和情绪不稳的情况则会加剧，从而导致高血压病情加重。

长者不要因为不喝咖啡后，担心产生疲累的苦恼，而拒绝戒除此"恶习"。应按个人能力与健康状况，循序渐进，慢慢减少喝咖啡的分量，直至完全戒掉为止。必要时可请教医生，寻求更有效的方法。

运动降血压

有研究指出，运动可降低血压。长者若参加中等强度的耐力性运动，如游泳、快走等，是改善高血压的最佳选择，因为这类运动可以促进新陈代谢，帮助多余的脂肪代谢，进而达到降低血压的效果。

长者每周至少3次，每次做超过30分钟的运动。如果长者的血压较为稳定时，可以从事快走、慢跑、骑单车、游泳等较剧烈的运动；血压控制较为不稳定时，最适合进行散步、体操等较温和的运动。

高血压患者运动小锦囊

- **衣物适体，运动适时** 运动时必须穿着松身适体的运动衣、鞋及袜。勿在饭前或饭后一小时内运动，最好饭后 1 ~ 2 小时再运动。运动前先做 5 ~ 10 分钟的暖身操，运动后勿马上停下来，应做适度的缓和运动。

- **精神放松，呼吸自然** 运动锻炼时精神要放松，勿紧张用力，呼吸要自然，勿使劲闭气。勿做举重、哑铃、搬重物等剧烈运动，运动过程中还需注意头下垂不要低于肩部，以免加重头晕的情况。运动中若感到不适时，请停止运动千万不可勉强。

- **密切观察，各种变化** 在运动锻炼过程中，密切观察血压、脉搏和症状的变化。倘发觉有心绞痛、头痛、头眩、心律不整、咳喘、呼吸困难、恶心呕吐等现象时，应减少运动量或暂停运动。收缩压若超过200mmHg 及舒张压超过115mmHg 也暂时不要运动。

- **做完运动，检查心率** 每次做完大运动量的锻炼后，需检查心率的恢复情况，一般应 3 ~ 5 分钟恢复至运动前水平。若运动后睡眠不足、头痛，第二天仍有疲劳感，说明运动量过大或休息不足，应减量或暂停锻炼。

高胆固醇

数据显示，有三成长者的血液中胆固醇水平偏高。胆固醇水平过高，正是导致冠心病的一个重要因素。

高胆固醇的形成原因

- 有偏食习惯，未能保持均衡饮食；
- 常吃含高胆固醇食物，如蛋黄、内脏、鱼卵、墨鱼、鱿鱼等；
- 多吃含高饱和脂肪的食物，如肥肉、鸡脚、罐头肉类、牛油、椰油和老火骨汤等，因为食物中的饱和脂肪，能使血液中的胆固醇水平上升；
- 烹调较少采用清蒸、白灼、煮、炆、炖等低油量煮食方法，而喜用煎炸等高油量煮食方法；
- 拒吃有助降胆固醇食物，不愿进食含高水溶性纤维素食物，包括水果（如苹果、橙、柑等）、蔬菜（如甘笋、西兰花、青豆、洋葱等）、干豆（如黄豆、黑豆、腰豆）和五谷类（如燕麦等）；
- 少吃含异黄碱素的食物，如黄豆、豆腐、豆腐干等，也不愿进食黄豆及豆制品以代替肉类；
- 视运动为畏途，因此减少了血液中密度脂蛋白胆固醇的水平，以致血液中的脂蛋白胆固醇，未能对心脏血管作出保护，因而增加冠心病发生的机会。

糖尿病

事实上，糖尿病患者由于血糖代谢失调，细胞吸收不到足够营养，影响到运动及感觉神经功能，容易引起足部感觉迟钝，肌肉萎缩，因而增加足部溃疡及组织坏死的可能。

提防"糖尿脚"

假若你是一个糖尿病患者时，当然是要遵照医生处方服药，以助控制病情，但你可能会没有留意"脚下"的问题，因而忽略了足部溃烂的并发症，严重时更会导致"截肢"的恶果。糖尿病人的脚部溃坏，风险较正常人高出20倍，因此必须注意以下各点：

• 重视足部的清洁，遇有割伤、起泡、抓损或皮肤干燥而破裂时，应妥善清洁及护理；

• 每日洗澡或洗脚后，脚部应擦干，如受到细菌感染时，应细心涂抹药物；

• 剪脚趾甲时，不应剪得过深，应留些薄边；

• 注意足部的保暖，不要打赤脚，也不要穿夹趾拖鞋，以防细菌感染；

• 休息时，应注意坐姿；不要跷"二郎腿"，因为这样会使腿部神经过分受压，而影响血液循环。

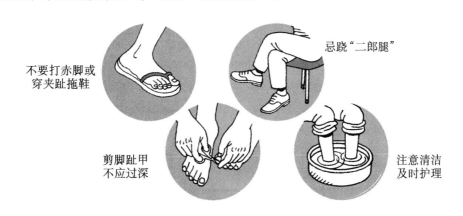

不要打赤脚或穿夹趾拖鞋

忌跷"二郎腿"

剪脚趾甲不应过深

注意清洁及时护理

中风

饭后即睡易中风

很多长者以为食得是福，睡得也是福，故往往喜欢吃饱后，睡一睡以尝胜过"做皇帝"的滋味！事实上，饭后便睡，不但会妨碍肠胃消化能力，引来"食滞"的问题，又容易使长者发胖，而且还可能引发中风的恶果。医学界人士指出，当人吃饱饭后，全身的血液多会集中于胃肠系统上，以助食物的消化。而长者倘若在这时便上床睡觉，便很容易使大脑局部供血不足，而引发中风。若长者的血压偏低时，饭后血压便会变得更低，更容易导致中风。

因此，长者须立刻戒掉饭后即睡的习惯，饭后宜稍作散步，以助促进血液循环和增强大脑的供血量，预防中风的突袭。

吸烟者易中风

研究发现，吸烟者患中风的危险性比常人要高出四倍，而且吸烟越多，高危性也越大；主要原因乃中风多由血管栓塞或发生血栓、脑溢血等引起。

据新西兰奥克兰大学研究显示，他们于 1991 年选了所有 15 岁以上中风病人研究，并将 521 名中风病者与 1851 名身体健康者进行比较，作出问卷调查，并查询他们的吸烟习惯以及接触二手烟的时间及年份，分析有关数据及比较后，发现与吸烟者一起居住或过去十年有一年以上与吸烟者共事的非吸烟者，患上中风的危险性比未与吸烟者为伍的要高出约82%。

中风病人的护理

若家中的长者一旦中风，须长期卧床时，如缺乏贴心照顾，便会引发诸多问题：身体长期受压的部分受损，引起褥疮、肌肉溃坏；关节因长期缺乏运动而变得僵硬、畸形；缺乏运动也容易引来肠胃毛病，大小便出现问题，等等。

所以，为了长者健康，除要请教医护人员外，还可参考以下照顾方法，以避免以上困扰。

● **睡床护栏** 长者的睡床须有护栏，以防其从床上跌下；床垫不可太软，以防脊骨变形；床头最好可以调整高度，以让长者偶而可"坐"于床上。

● **躺卧姿势** 当长者平卧时，须让其保持正确姿势，头及躯干保持平直，在身旁两侧及膝下需各垫一个枕头，以固定身形及承托足部的重量；同时要避免手腕及足踝下垂。

● **翻身** 每隔1~2小时帮助长者翻身一次，并时刻查看其皮肤，尤其是在骨突出的部位检查是否有发红现象。

● **被动式运动** 每天早、午、晚至少三次协助长者做一些被动式运动，如弯曲及伸直、外展与内收以及外转与内转等运动(注意做运动时动作与指示应同时配合)。鼓励长者利用灵活的一侧来带动患肢，练习由仰卧转成侧卧的姿势或翻身，并用一固定的支点帮助长者学习如何坐起来。

● **导尿** 若长者下肢乏力时，护理人员必须及早学习导尿的知识，以帮助长者排尿；并且应请教医护人员以预防便秘的发生。

● **清洁** 密切注意长者的皮肤清洁，勤加抹洗，保持皮肤干爽。若有大小便失禁弄脏床单、衣裤时，要立刻更换，以避免引发褥疮的恶果。

● **鼓励** 照顾长者的时候，必须经常鼓励及称赞他。若长者可自行处理时，应尽量让他自己照顾自己，避免产生依赖性。

老年痴呆症

老年痴呆症(脑退化症)是一种脑部多功能退化的疾患，患者除了记忆力转差，思考功能，如逻辑思维、语言运用及判断能力等，均会出现倒退，继而产生健忘、辨认困难或语言表达障碍等症状。

判定老年痴呆症

• **持续失忆**　善忘情况持续超过多个月以上，也没有改善的迹象，如开着炉火而忘记熄灭，出外经常忘记带身份证、钱包、钥匙等，刚吃过饭后，又忘记了，甚至连亲人也感到非常陌生。

• **经常迷路**　在熟识的地方及街道迷路，在餐厅如厕后，未能找回座位；

• **无以为继**　说话时，出现"随讲随忘记"的情况、说话内容含糊不清，毫无条理，说话重复累赘而不感厌烦。

• **日夜颠倒**　夜间不愿睡，白天整日睡。

• **体温失调**　冷热不分，不懂更换衣物。

• **无力自助**　失去自理能力，如进食、洗澡及穿衣，甚至出现大小便失禁。

情绪及思觉失调

随着痴呆症的日渐恶化，患者容易有挫败感，慢慢出现无助感，进而影响到情绪，因而诱发大幅度的情绪波动，如持续焦虑或抑郁等症状。

在照顾患上痴呆症长者的日常生活中，须对以下患者出现的情绪及思觉失调等并发症状有一定认识，除要多与主治患者的医生沟通外，更要寻求护老人员的辅导。

以下是出现情绪及思觉失调时的表现：

• 患者变得多疑，常误以为家人或别人加害他，自觉是针对的目标；

• 觉得常被人监视及窃听，别人的关怀与照顾是伪装，而且常觉得财物被偷走，妄想自己被家人遗弃；

• 常觉得共同生活数拾载的老伴对他不忠，有婚外情，而且老伴可能在食物中下毒；

• 经常惶恐不安，妄想自己的言行被人知道，失去安全感，经常无故嚎哭，原因无法解释；

• 经常嚷着要回家，指现居所并非他的家，而坚信是别人的居所，也妄想被他人禁锢；

• 常误认别人是他逝去的亲人，如误认女儿是他逝去的母亲；

• 经常诉说逝去的亲人与他说话，或幻视他们常陪伴在他一旁，甚至出现"牛头马面"要召他们回去；或常对着空间与别人倾谈。

 照顾老人痴呆症小锦囊

• **家居用品要安全** 用胶布将家中的电器开关包好，以防长者胡乱开关。在炉灶处安装保险掣，避免长者自行开火。每次用水后关闭水龙头，并要保持地面干燥。家具锐角边角部位应用棉垫包裹，以免割伤长者。利器及药品等危险品要收妥。

• **避免长者自行外出** 勿让长者单独留家中。为防长者自行出外，大门应装上暗锁。护老者应填上详尽的长者个人资料，如姓名、所患疾病及紧急联络人电话，一旦长者出走而迷路，可便于周围人联系其家人。

• **勿变动家中摆设** 勿轻言变动家中摆设，以防长者有陌生感，不适应家居生活。

• **加强长者时间观念** 经常提醒长者每日的日期和时间，家中应用大型的日历及时钟摆设，以免长者有迷失日期及时间的问题。

骨关节疾病

骨质疏松宜增强钙质

偏食肉类或即食食品，喜吃甜品，或吃得太咸，不知不觉中摄入太多蛋白质，都有可能影响钙质吸收或导致钙质流失。因偏食肉类如牛排等，而未补充钙，会引起尿液中钙的流失。即食食品，如方便面所含的钙量不高，对钙的补充作用不大。甜食会影响钙质的吸收。吃盐过多，也会增加钙的流失，加重骨质疏松症状。摄入蛋白质过多也会造成钙的流失；女性每日需摄取 65 克蛋白质，若增加至每日摄取 98 克时，则每日便会增加 26 克钙的流失。

专家指出，为补充身体所需，长者应进食含钙质丰富的食物，如奶类产品、奶酪、芝麻、沙丁鱼、鱼干、豆腐等。

多食豆类

事实上，经常进食大豆食品，长者患上骨质疏松症、多种癌症等病的机率相对会较低。

根据调查，如果食用大豆制品较少，男性血液所含胆固醇比高进食者高 6% ~ 8%；而 1/3 的 50 岁及以上女性也患有骨质疏松症的问题。

国际学者建议每天吸取 60 毫克只能在大豆中找到的"异黄酮"，即等于两杯豆奶或 100 克豆类食品（如豆腐）。而异黄酮正是能减低多种癌症，尤其是乳癌及前列腺癌诱发机率的物质。专家也指出，大豆中发现的蛋白也已被证实可减少钙质的流失，同时，还能降低肾脏负荷和血液胆固醇水平。

多做运动

据《美国医学协会杂志》一篇文章指出，长者要预防骨质疏松症，除每天依时服用钙和帮助吸收钙的维生素 D 及晒太阳外，还要多做运动以增强骨质。撰写此文章的科学家尼尔森说，负重活动和耐力锻炼可以帮助增强骨质、如散步、爬楼梯、跳舞、跑步、打羽毛球和网球等。妇女停经后每周进行两次 40 分钟耐力锻炼，坚持一年就可使骨质密度增加1%。而不运动的妇女的骨质密度，则会降低2%～5%。经常运动的人，骨质密度比不运动者高出10%，而进行耐力活动的人，骨质密度则高出30%。

腰背痛的诱发原因

腰背痛是困扰长者日常生活的一大因素，痛楚突然来袭，常使长者无法进行正常的社交生活。

以下是容易诱发腰背痛的情况。

● **姿势错误** 经常忘记腰背必须保持一个正确弧度。坐着时，忘记背部要有足够承托。

● **不当动作** 随意提起物品，而不注意应有的正确姿势(如

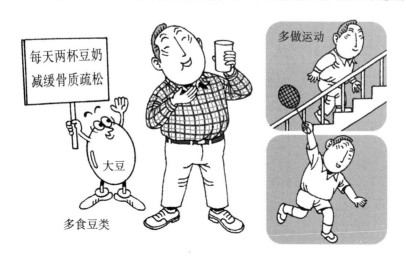

每天两杯豆奶
减缓骨质疏松

大豆

多食豆类

多做运动

弯腰提物），更不愿请求别人协助。

- **过分负重**　为省时，经常一次携带过重的物品，而不愿分数次完成。

- **弯腰**　经常弯腰拾物及工作。

- **固定姿势过久**　在疲劳或痛楚出现之前，也不愿定时转换姿势，硬要自己保持"既定"的仪态。

- **突然动作**　在打喷嚏或咳嗽前，忘记收腹并将手按腰背；或突然做出一些大动作或突然俯弯身体。

- **忽略收腹**　在提起物品、弯腰或推拉时，忽略收腹的重要性。

- **低头**　长期低头工作，对颈部肌肉造成压力，因而引发腰背肌肉的痛楚。

骨折病人慎防跌到

跌倒所带来的，难免会有皮肉损伤。不过，皮破血流只属小事，更令人担心的是发生骨折。骨质疏松素来被认为是引发骨折的重要因素。预防骨质疏松，保持骨骼健康，的确能减少骨折的发生机率。但是，有骨质疏松症并不代表就一定会骨折，而没有骨质疏松症并不意味着完全不用担心骨折。始终最关键的还是要慎防跌倒。

跌倒和交通意外一样，有一定的原因，主要可分为外在因素（如光线不足、地滑、地面不平、鞋滑等）和内在因素（即长者自己的问题）。内在因素最常见的是视力差、头晕、平衡力差，以及因服药带来的副作用等。所以，如何应对这些危险因素十分重要。长者切勿忽视眼睛毛病，更不可吝啬开灯，同时

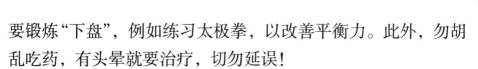

要锻炼"下盘"，例如练习太极拳，以改善平衡力。此外，勿胡乱吃药，有头晕就要治疗，切勿延误！

预防骨折还要多运动并补充适量的钙质和维生素 D，即每天喝一杯奶，或可吃豆腐，带骨的小鱼、虾米和深绿色蔬菜等。

痛风患者的饮食禁忌

- **少饮酒**　酒类中，尤以红酒为最，因红酒内的某些物质，会令尿酸增高，当超过一定程度时，会令长者发生突发性痛风症。另一方面，饮酒过量可刺激腺嘌呤增加，致使体内膘嘌呤代谢紊乱，分解成为尿酸，带来痛风症的痛楚。

- **不吃过咸、过甜食物**　避免痛风症的恶果，长者饮食尽量以清淡为主。

- **多食碱性食物**　若长者少食碱性食物，蔬菜方面如芹菜、茄子、白菜、黄瓜、南瓜等，水果方面如梨、桃、杏等食物时，对防治痛风症会有一定阻碍。

- **多饮水**　很多长者不愿经常如厕，这样不但会引发尿道感染或发炎，更会导致尿酸石的形成。故长者应多饮水，每日饮约 2000 毫升以上的水，以中和尿酸及利排尿，令体内尿酸减少，从而减少痛风的形成。

- **少吃动物内脏**　如果长者长期进食一些含大量腺嘌呤的食物，如动物内脏(如肾、肝、脑等)及肉类，蔬菜方面如白萝卜、菇类及芦笋等，以及煎炸高脂肪食物，均会增加患上痛风症的机率。

便秘与痔疮

引发便秘的原因

医学界人士指出，当粪便量过少，既硬且干，不容易排出，或隔多天才有一次大便时，便是出现了便秘。患上便秘后，长者可能会出现头痛、精神不振、痔疮恶化、腹胀或腹痛等现象。

以下是引发便秘的一些原因。

- **纤维素不足**　少食高纤维素食物，如蔬果、饮水不足。
- **少运动**　懒于运动，四肢不勤，导致大肠的蠕动作用不佳。
- **常用泻药**　平时过份依赖腹泻剂，没养成正常大便的习惯。
- **紧张**　精神过度紧张或过分沮丧。
- **衰弱**　身体衰弱，腹部无力，大便积聚在肠内无法排出。
- **神经障碍**　大便时自主神经障碍，导致排便困难，或因脑神经障碍，不能感到便意，粪便就会积聚。
- **病变**　肠道发生病变，如患有肠癌，令肠道阻塞，大便困难。

食物渣滓可防便秘

医学界人士指出，长者需多吃生果蔬菜或含纤维多的植物性食品，而最重要的是勿将这些食物的渣滓吐出或舍弃食物的果皮，因为食物的果皮及渣滓如苹果、梨的皮，橙子里面那层白色的纯纤维的部分，皆含丰富的纤维。所以长者欲大便"畅通无阻"，每次吃蔬果时，勿吐渣和削皮。同时，可选用下列这些高纤维蔬果，如木耳、金针菜、粟米、蚕豆、红豆、绿豆、栗子、番石榴(吃果肉不吃心)、红枣等。

排便不要过分用力

当长者勉强用力时，肛门的括约肌在干硬的粪便拥挤下常会导致出血、撕裂，并且会有部分已经松垮的肌肤跑到肛门外面，形成初期的痔。因此，当长者患上便秘时，除应求医诊治外，应该多喝开水，多吃生果及蔬菜，多做运动，以增强体质及肠胃活动的能力。当然，养成按时大便的习惯是至关重要的。

痔疮的形成原因

痔疮是一种常见疾病，也是长者普遍存在的一种疾患。患者可能因长期失血，引来贫血，或因痔疮外露而令其血管栓塞，引来剧烈痛楚。以下是可能成因。

- **排便坏习惯**　便急也不愿如厕，或如厕时分神阅读书刊。
- **少纤维食物**　不喜进食高纤维及高水分食物，喜吃油炸、刺激、辛辣食物。
- **四肢不勤**　平日懒做运动，导致肠道也懒于蠕动。
- **饮酒过量**　对痔疮初患者来说，因酒精会松弛血管壁，使过多血液输入肛门静脉，结果是痔疮出现瘀血而恶化。
- **误用成药**　若一时"怕羞"向医生求诊，切勿乱服食成药，如泻药或甘油条，结果可能更影响排便，而令痔疮恶化。

✚ 健康习惯小锦囊

- 多吃高纤维质的食物，每天要吃6两或以上蔬菜，两份水果；
- 饮用充足的流质，如开水、清汤、果汁；
- 培养运动习惯，如步行或打太极；
- 保持心情开朗与轻松；
- 作息定时，养成每日按时如厕的习惯；
- 早上先喝水，可增加便意；
- 购买"利便"的成药，但必须经由医生指导；
- 若大便性状有所改变，或便中有血或黏液时，须尽早求诊。

肥胖

长者普遍存在"发福"的现象，肥胖引来脂肪积聚，血压上升、心血管疾患、冠心病、肾脏毛病、关节痛楚等诸多问题，这些问题常令长者痛苦不堪。因此，适当减肥可防止高血压、心脏病等慢性疾病侵袭，是长者维持健康的好方法。

健康减肥方法

长者只要注意均衡饮食，多吃高纤维的蔬菜、水果、五谷类食品，适量进食肉类，避免吃过多高脂肪及高糖分的食物，同时配合运动，便可有效地将身体的热能消耗，起到减肥的效果。具体要求如下：

- **订立目标，不中途放弃** 若长者发现自己的体重超过理想体重时，应以理想体重为减肥目标，努力出击。减肥并非一朝一夕的，应视之为长远的计划，长期坚持。

- **改变生活方式** 若长者依然保持后来的饮食与作息，如照常吃宵夜，嗜甜食或煎炸食物，那么减肥也只会是空喊口号罢了。

- **坚持运动** 长者可选择一些有氧运动，如游泳、缓步跑、柔软体操，以每星期最少三次，每次30分钟最为理想。

- **定时检查进度** 长者应每星期称体重两次，并加以记录，便于每月作出评估，调校减肥的步骤。

- **不盲目节食** 过分节食，每天吸收过低的热量，可能导致维生素缺乏，矿物质的摄入和水分吸收不足，从而损害身体。

- **自我奖励** 倘若达到减肥目标时，不妨奖励自己，以作鼓励。但不要大吃大喝，最好送一份自己心爱的礼物，以示庆祝。

不滥服减肥药

　　胡乱购买、服用减肥药，容易引起后遗症，严重者更会致人死亡。据药剂师指出，减肥药主要分两大类，一种甲基纤维素，长者服食时要加上适量水分，以令胃部产生胀满感，减低食欲。该类纤维素如果缺少水分，会引起肠道阻塞。另一种引起较多副作用的减肥药则含安菲他命类成分，主要作用是刺激中枢神经、压抑食欲，长者服用后会导致肚泻、肠胃不适、口干、头晕、头痛、心律不正常、幻觉、情绪不定、肌肉抽搐及高血压等副作用。若含氟本分胺成分时，其副作用则会更严重，如心瓣不正常、心跳加速、肺动脉血压高等后遗症，甚至死亡。

　　所以，长者若要预防疾患侵袭，保持体态轻盈及自然美，就应该遵循医生的指示，尽可能利用运动及节制饮食的方法来减肥，这样既保健康、又可防疾患，是一举两得的好方法。

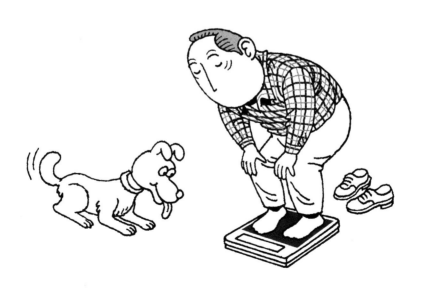

失眠

失眠确实令人苦恼，因为它不仅影响翌日的正常生活，令人精神不振，长此以往还会破坏身体的健康。年迈体衰的长者更是如此。因此，长者一旦失眠时，总是急于寻找药物或食疗处方，希望早日告别失眠，安心睡眠。然而，治疗失眠，不能仅仅依赖于药物，还应该仔细探寻引发失眠的原因。如果失眠并不是偶尔发生，而是经常性的长期处于"不眠"状态时，则应就医求治。

保持情绪稳定

当长者不能入睡时，宜保持情绪稳定，切勿急躁以致更不能入睡。长者必须将全身肌肉放松，不妨尝试看看书或听听音乐，待有睡意了，再尝试上床睡。如果这样也不能奏效，长者可做些静态的柔软运动或静坐，直到再次困了为止。

当长者内心有烦恼时，应找人倾吐，务必将心结解开。同时，可选择多参加社交活动，开阔社交圈子，使心情更为舒畅、轻松，如此便可安心入睡。

习惯定时作息

很多时候，由于晚上长者迟迟不能入睡，故在翌日可能懒床不起，继续睡至中午为止。这样会打乱长者的睡眠习惯，更加影响晚上的睡眠。因此，无论长者有多倦，每天早晨都应定点起床，以使自己可在固定时间醒来。同时，长者日间也不宜补睡太久，以免"睡足"后，致晚上不能"进入"梦乡。

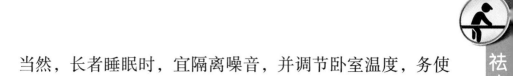

当然，长者睡眠时，宜隔离噪音，并调节卧室温度，务使长者拥有一个适宜睡眠的环境。

睡眠时间不要太长

很多长者都认为"睡得是福"，因此，他们的睡眠时间往往比较长，很多都会超过10小时。

根据研究显示，一个人睡眠时间太长，其心脏的功能可能随之降低，血液的流通能力便会受阻，血管壁道也会逐渐加厚并发生硬化，从而导致血管通道变窄，可能令长者出现缺氧现象，整天失去神采，长此以往，极有可能患上心脏病。

如果长者缺乏运动，饮食上又太过肥甘厚味的话，睡眠时间太长很容易引发心绞痛。

 医治失眠小锦囊

- 形成好习惯　每天，长者应该定时就寝、起床，形成良好的作息习惯。日间尽量减少睡眠。

- 提供好环境　拥有一个舒适的睡眠环境，要拥有一张舒适的睡床外，卧室内空气要保持流通，卧室温度保持在18℃，减少噪音，床头勿放电子钟，关掉音响，使卧室宁静，并避免开灯睡觉。

- 助眠的活动　临睡前，长者可进行一些放松神经的活动，如轻松阅读、散步、热水浴或听轻音乐等，以助他们容易安静、松弛地入睡。睡前半小时，长者可喝些温和的奶类饮品，但不要饮用咖啡、茶、酒类饮品或可乐等提神饮品。上床后若一时难以入睡，长者勿固执地躺在床上，可起床做些其他事，例如阅读等。

- 不依靠药物　不要随意服用安眠药，应听从医生的意见和诊断。若长者是由于疾患(如哮喘、精神抑郁、焦虑等毛病)而导致失眠时，应及早就医，根治失眠。

流感

流感(流行性感冒)流行，若长者体弱或抵抗力较弱时，便很容易患上，从而发生持续发烧、疲倦、头痛、肌肉疼痛、流鼻涕、咳嗽及喉咙痛等。

流感的预防

预防流感有以下方法：

- 勤做适体及适量的运动，以增强个人体质；
- 戒除吸烟习惯，以使呼吸道更为健康；
- 保持空气流通，以确保其清新；
- 保持心情愉悦，笑口常开；
- 生活起居要有序，有充足的休息和睡眠；
- 戒除不良生活习惯，培养及维持良好的个人及环境卫生；
- 保持饮食均衡，增强体质；
- 长者打喷嚏或咳嗽时应掩住口鼻，并妥善清理口鼻的分泌物。手部接触呼吸系统分泌物后，应立刻洗手；

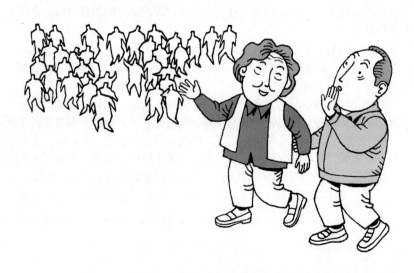

• 在流感高峰期，长者不宜前往人多拥挤、空气流通欠佳的戏院、商场及酒楼饭店等"高危地点"；

• 若长者患有慢性心脏病及呼吸道疾病，宜在流行季节前注射预防针。

中暑

当人处在酷热的环境中，体温上升，身体自然会作出一些生理调节来降低体温，如增加排汗和呼吸次数。可是，长者的生理调节往往不能有效地控制体温，很容易发生热衰竭或中暑等情况，如头晕、头痛、恶心、气短及神志不清等。若体温升至41℃及以上时，更会出现全身痉挛或昏迷等危及生命的症状。

要预防中暑，以下的措施不可少：

• **做好降温**　如气温过高，护老者宜让长者停留在空气流通的房间或有空调的房间休息，或以冷水擦浴让长者降低体温。若在沐浴水中加数片柠檬，可令长者倍感暑气全消及添上一身清爽香气。当然，如果护老者发觉长者身体不适，如头晕，呼吸急促、发热或脉搏过速时，宜立即就医，以防意外发生，影响健康。

• **补充水分**　长者在炎夏时大量流汗，要吸收较多水分是理所当然的事，但若让长者大量饮用白开水，反而不能补充其盐分的消耗，使其身体更易疲倦和虚弱，因此，可以给长者饮用纯果汁或柠檬水，解渴效果会较佳。夏天时长者食欲不振是平常事，护老者勿感不安。总之，勿烹调太过肥腻的食物，勿给长者吃补品或味道太浓的食物，宜预备一些清爽、清淡及易消化的菜。事实上，只要能保持每日三餐定时定量进食，在融洽关怀的气氛下，也很容易促进长者的食欲。

• **穿宽松、浅色服装** 鼓励长者多穿着轻便、松身及颜色浅白的衣服，可助其身体热量容易散发。为避免长者在露天曝晒，需准备太阳伞，不但可以遮阴，还可以挡雨。大汗淋漓时，给长者毛巾或手帕抹汗，或预备简单替换衣服。出入冷气间时，需携带单衣以防长者着凉。

• **防病发作** 当家中的长者患有一些慢性疾患(如心脏病、支气管疾病)时，护老者应加倍留意，以防高温促使这些病的发作，或因中暑而出现的并发症等。事实上，长者出现中暑症状的情况会较慢，其症状在温度不太高的情况下也会出现，故护老者应留意长者在炎夏时的体温改变(长者正常的体温为37℃)，并寻求长者主诊医生的护理意见。

抗暑小锦囊

• **空气要流通** 在室内尽量打开窗户，利用风扇或空气调节以保持空气流通及通爽凉快。

• **避开湿闷** 避免在湿热及焗闷的环境下做剧烈运动，应选择室内通风及干爽的场所进行。

• **穿浅色衣物** 长者若要外出，宜穿着浅色、宽松和通爽的衣物，戴上阔边帽子或撑伞以阻挡阳光直射及帮助散热。所穿衣物需选棉质吸汗的衣物，勿穿胶质及不透风的衣物。

• **须补充水分** 无论外出或在室内，长者应常备饮用水，以补充足够水分。为避免大量失去水分，长者不应喝含咖啡因的饮料(如茶或咖啡)和酒类等利尿饮品。

• **适当运动量** 一切户外活动，宜于早上或黄昏后进行，大热天更不应做长距离的远足或登山等活动。

• **应随时求诊** 若长者有任何不适，应立即就医。

人生必修的课题
——养老护老

不论年长年幼，每个人都有责任照顾好自己的生活。但长者身体机能渐弱，即使有心自行颐养天年，许多时候都有心无力。加上多年来因无知、失控而形成生活上的坏习惯，致使无论衣、食、住、行，甚至心理调适、疾病处理，都需要年轻后辈照顾。

这是现实问题，也是对人生态度的考验。

一句关怀的问候、一下轻柔的抚摸、一个尽力的搀扶、一眼由衷的眷顾、一句理解的响应……这些点滴，即使一个月甚至一年只出现一次，都会令长者得到鼓舞，令他(她)发挥"家有一老，如有一宝"的无价生命之光！

"百行孝为先，论心不论迹，论迹贫家无孝子；

万恶淫为首，论迹不论心，论心世上少完人。"

这副格言对联道尽了心态与行为的原则基准。

其实后辈照顾长者不一定要花去太多时间、精神、金钱。主要原则在于是否有心而已。当然，也涉及护老是否得法，如果大意从事，结果"爱你变成害你"，就后悔莫及了。因此，如何护老的知识是不可缺少的。让有心养老护老者拥有相关的知识，正是本书作者陈炳麟先生默默耕耘数十年而成书的动机及心愿。

本书提示您如何充分利用资源、知识去妥善安排长者生活。其中并不涉及大量金钱、时间的消耗。不论是儿女、社工还是医护人员，甚至是长者自己，都可以从中得到物理上及人情上的参考信息，有效地护老、养老。

谨此祝祷每位长者，不论贫富，都可舒适地颐养天年，不枉此生。